W0261743

Bibliothek von Coler-von Schjerning.

1. **Kübler,** Geschichte der Pocken und der Impfung. Mit 12 Textfig. und 1 Tafel. 1901. 8 M.
2. **E. von Behring,** Diphtherie. (Begriffsbestimmung, Zustandekommen, Erkennung und Verhütung.) Mit 2 Textfiguren. 1901. 5 M.
3. **Buttersack,** Nichtarzneiliche Therapie innerer Krankheiten. Skizzen für physiolog. denkende Aerzte. Mit 8 Textfig. Zweite Aufl. 1903. 4 M. 50 Pf.
4. **Trautmann,** Leitfaden für Operationen am Gehörorgan. Mit 27 Textfiguren. 1901. 4 M.
5. **Hermann Fischer,** Leitfaden der kriegschirurgischen Operations- und Verbandstechnik. Zweite Auflage. Mit 55 Textfig. 1905. 4 M.
6. **N. Zuntz** u. **Schumburg,** Studien zu einer Physiologie des Marsches. Mit Textfiguren, Kurven im Text und 1 Tafel. 1901. 8 M.
7. **Alb. Köhler,** Grundriss einer Geschichte der Kriegschirurgie. Mit 21 Textfiguren. 1901. 4 M.
8. **P. Musehold,** Die Pest und ihre Bekämpfung. Mit 4 Lichtdrucktaf. 1901. 7 M.
9. **H. Jaeger,** Die Cerebrospinalmeningitis als Heeresseuche. In ätiologischer, epidemiologischer, diagnostischer und prophylaktischer Beziehung. Mit 33 Texttafeln. 1901. 7 M.
10. **C. Gerhardt,** Die Therapie der Infektionskrankheiten. In Verbindung mit Stabsarzt Dr. Dorendorf, Oberstabsarzt Prof. Dr. Grawitz, Oberstabsarzt Dr. Hertel, Oberstabsarzt Dr. Ilberg, Oberstabsarzt Dr. Landgraf, Generaloberarzt Prof. Dr. Martius, Stabsarzt Dr. Schulz, Oberstabsarzt Dr. Schultzen, Stabsarzt Dr. Stuertz und Stabsarzt Dr. Widenmann. Mit Kurven im Text. 1902. 8 M.
11. **E. Marx,** Die experimentelle Diagnostik, Serumtherapie und Prophylaxe der Infektionskrankheiten. Zweite Aufl. 2 Taf. 1907. 8 M.
12. **M. Martens,** Die Verletzungen und Verengerungen der Harnröhre und ihre Behandlung. Auf Grund des König'schen Materials (1875—1900). 8. Mit einem Vorwort von Geh. Rat Prof. Dr. König. 1902. 4 M.
13. **A. Menzer,** Die Aetiologie des akuten Gelenkrheumatismus nebst kritischen Bemerkungen zu seiner Therapie. Mit Vorwort von Geh. Rat Prof. Dr. Senator. Mit 5 Tafeln. 1902. 5 M.
14. **A. Hiller,** Der Hitzschlag auf Märschen. Mit Benutzung der Akten der Med.-Abt. des Preuss. Kriegsminist. Mit 6 Textfig. und 3 Kurven. 1902. 7 M.

15/16. **Ed. Sonnenburg** und **Rich. Mühsam,** Kompendium der Verband- und Operationslehre. 2. Auflage. I. Teil. Verbandlehre. 1908. Mit 87 Textfiguren. 3 M. II. Teil. Operationslehre. 1910. Mit 290 Textfiguren. 9 M.

17. **Niedner,** Die Kriegsepidemien des 19. Jahrhunderts. 1903. 5 M.
18. **Stechow,** Das Röntgen-Verfahren mit besonderer Berücksichtigung der militärischen Verhältnisse. Mit 91 Textfiguren. 1903. 6 M.
19. **J. Boldt,** Das Trachom als Volks- und Heereskrankheit. 1903. 5 M.
20. **Thel,** Grundsätze für den Bau von Krankenhäusern. Mit 11 Tafeln und 66 Textfiguren. 1905. 6 M.

21/22. **Hildebrandt,** Die Verwundungen durch die modernen Kriegsfeuerwaffen, ihre Prognose und Therapie im Felde. I. Bd: Allgemeiner Teil. Mit 2 Taf. u. 109 Textfig. 1905. 8 M. — II. Bd.: Spezieller Teil. Von Stabsarzt Dr. Graf u. Dr. Hildebrandt. Mit 180 Textfig. 1907. 12 M.

23. **Fr. Stricker,** Die Blinddarmentzündung (Perityphlitis) in der Armee von 1880—1900. Mit 10 Tafeln. 1906. 4 M.
24. **Fr. Paalzow,** Die Invaliden-Versorgung und Begutachtung beim Reichsheere, bei der Marine und bei den Schutztruppen, ihre Entwickelung und Neuregelung nach dem Offizier-Pensions- und Mannschafts-Versorgungs-Gesetze vom 31. Mai 1906. 1906. 5 M.
25. **Momburg,** Der Gang des Menschen und die Fussgeschwulst. Mit 22 Taf. 1908. 5 M.
26. **Custodis,** Die Verletzung der Arteria meningea media. 1908. 8. Mit 2 Textfiguren. 3 M.
27. **Th. Becker,** Der angeborene Schwachsinn in seinen Beziehungen zum Militärdienst. Mit 1 Kurve und 8 Abbildungen im Text. 1910. 5 M.
28. **Otto von Schjerning,** Sanitätsstatistische Betrachtungen über Volk und Heer. Mit 37 Tafeln im Text und 6 Karten. 1910. 3 M.

Die altrömischen Militärärzte.

Von

Dr. **Haberling,**
Stabs- und Bataillonsarzt des III. Bataillons Niederrheinischen Füsilier-Regiments Nr. 39.

Mit einem Titelbilde und 16 Abbildungen im Text.

Springer-Verlag Berlin Heidelberg GmbH 1910
NW. Unter den Linden 68.

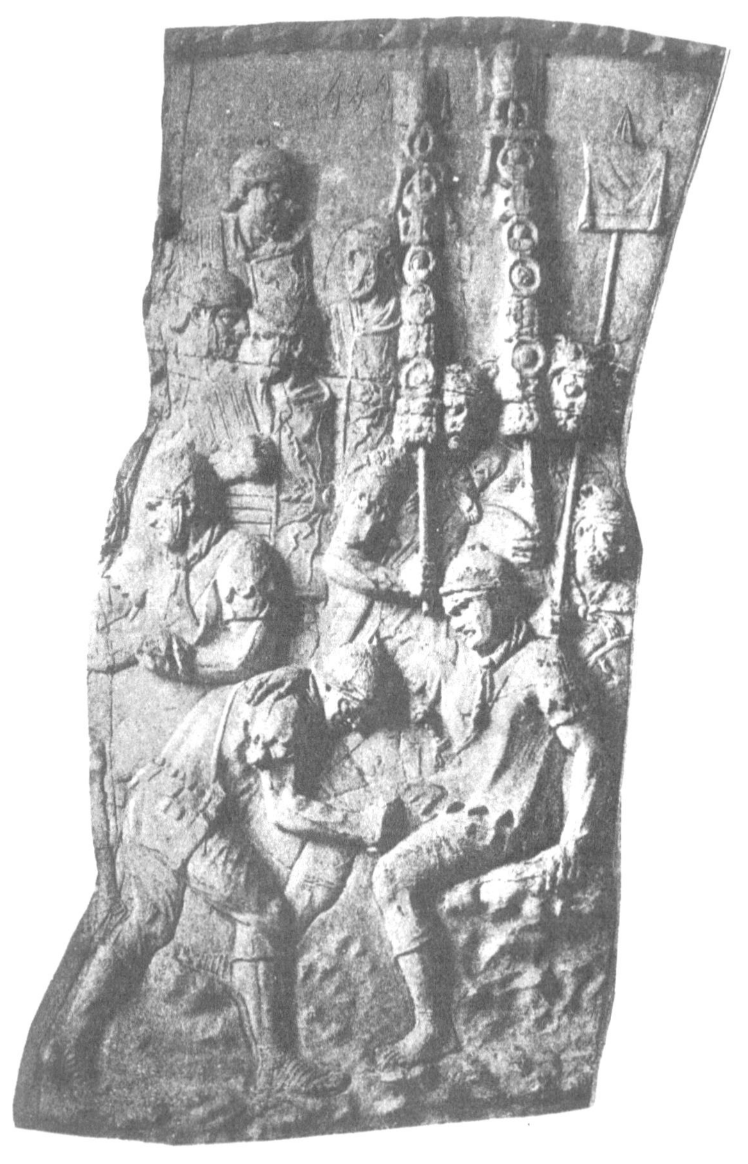

Römische Militärärzte auf dem Verbandplatz.
(Nach Cichorius.) (Zu Seite 59.)

Die altrömischen Militärärzte.

Von

Dr. **Haberling,**
Stabs- und Bataillonsarzt des III. Bataillons Niederrheinischen Füsilier-Regiments Nr. 39.

Mit einem Titelbilde und 16 Abbildungen im Text.

Springer-Verlag Berlin Heidelberg GmbH 1910
NW. Unter den Linden 68.

ISBN 978-3-662-34367-8 ISBN 978-3-662-34638-9 (eBook)
DOI 10.1007/978-3-662-34638-9

Inhaltsverzeichnis.

Seite

Zur Einführung . . . . 1—2
A. Aerzte im Heere der Helden der Vorzeit. . . . . . . 2—4
B. Gab es Militärärzte zur Zeit der Könige und der Republik? . . . . 4—11
C. Die Militärärzte der Kaiserzeit . . . . 12—56
I. Was berichten die Schriftsteller von ihnen? . . . . 12—19
II. Die medici legionis . . . . 19—33
III. Die medici der Truppen der Hauptstadt . . . . . . 33—44
1. Die medici cohortis praetoriae . . . . 33—37
2. Die medici cohortis urbanae . . . . 37—39
3. Die medici equitum singularium . . . . 39—40
4. Die medici cohortis vigilum . . . . 40—44
IV. Die medici der Auxilia . . . . 44—51
1. Die medici cohortis civium Romanorum 44
2. Die medici cohortis auxiliaris . . . . 44—48
3. Die medici alae. . . . . 49—51
V. Die Marinemilitärärzte . . . . 51—56
D. Die dienstlichen Verhältnisse der Militärärzte . . . 56—65
I. Die Dienstzeit . . . . 56—58
II. Die Besoldung 58
III. Uniform und Ausrüstung . . . . 59—63
IV. Soziale und rechtliche Stellung . . . . 63—65
E. Die Ausbildung der Militärärzte . . . . 65—67
F. Oströmische Militärärzte . . . . 67—71

Beilagen:
1. Verzeichnis der bekannten Militärärzte nach Truppenteilen geordnet 72—74
2. Die Standorte der Militärärzte . . . . 75—76
3. Verzeichnis der Literatur über die römischen Militärärzte . . . 77—79

Zur Einführung.

In seiner Schrift: „Du service de santé militaire chez les Romains“[1]) hat im Jahre 1866 der Dr. René Briau auf Grund von 24 Inschriften, welche sich auf Votiv- und Grabsteinen vorfanden und welche von römischen Militärärzten handelten, ein Bild von der Stellung der Militärärzte der damaligen Zeit entworfen. Briau ist der letzte gewesen, der den vollen Wortlaut[2]) der Inschriften mitgeteilt hat. Seit dieser Zeit haben sich die Inschriftfunde mehr als verdoppelt (in vorliegender Arbeit sind 57 veröffentlicht), gleichzeitig ist durch eine ganze Reihe von Veröffentlichungen[3]), an deren Spitze ich die im Vorjahre erschienene Arbeit von Domaszewski: „Die Rangordnung des römischen Heeres“[4]) stellen möchte, weiter Licht über die Stellung und die Rangverhältnisse der Militärärzte Altroms verbreitet worden, so daß es mir nicht unangebracht erschien, einmal wieder zusammenfassend zu betrachten, was wir von den Männern wissen, welche vor fast 2000 Jahren für das körperliche Wohlergehen und die Gesundheit der römischen Soldaten zu sorgen hatten.

---

1) René Briau, Du service de santé militaire chez les Romains. Paris 1866. 96 Seiten.

2) Ein Verzeichnis von aus 31 Inschriften bekannten Militärärzten hat Droysen in „Das Militärmedizinalwesen der römischen Kaiserzeit“, Deutsche militärärztliche Zeitschrift, 1874, 3. Jahrg., S. 38—42, gegeben; dieses Verzeichnis ist von Frölich in „Ueber die Kriegschirurgie der alten Römer“, Archiv f. klin. Chir., 1880, Bd. 25, S. 315—319, mit einigen Erläuterungen wieder abgedruckt. Von den 2 Inschriften, die er hinzufügt, ist die eine falsch gelesen, die andere identisch mit einer bereits von Droysen angeführten. Marquardt, Römische Staatsverwaltung, II. Band, 2. Auflage, Leipzig 1884, fügt S. 555—556 einige weitere hinzu.

3) Ein ausführliches Literaturverzeichnis findet sich am Schluß der Arbeit.

4) von Domaszewski, Die Rangordnung des römischen Heeres. Bonner Jahrbücher. Heft 117. Bonn 1908. S. 1—278.

Da, wie aus Folgendem hervorgehen wird, die Nachrichten, die uns die römischen Schriftsteller über Truppenärzte hinterlassen haben, äußerst dürftig sind, so müssen wir uns vor allem auf die Aussage der stummen steinernen Denkmäler stützen, deren Inschriften uns zeigen werden, wie in alle, auch in die entferntesten Länder, über die der Aar des gewaltigen römischen Weltreiches seine mächtigen Fittiche breitete, der römische Militärarzt den stolzen Legionen getreulich folgte, und die uns ein beredtes Zeugnis ablegen von einer Organisation des Heeressanitätsdienstes, welche in ihrer Großzügigkeit uns einen der vielen Beweise dafür liefert, daß die Fürsorge der römischen Kaiser für ihr Heer nie rastete und alles zu seinem Wohle Notwendige bis aufs Kleinste bedachte.

A. Aerzte im Heere der Helden der Vorzeit.

Vergil berichtet uns in seiner Aeneis, daß das Heer der Trojaner, als es nach den mannigfachen Irrfahrten an der Küste Latiums gelandet war, bereits einen Arzt bei sich hatte, den greisen Japyx; wie Aeneas als den Ahnherrn des römischen Volkes, könnte man ihn als den Stammvater der römischen Militärärzte bezeichnen. Freilich muß dieser alte Herr, dem, wie der Dichter (Aeneis XII. 396—397) ausführt, Apoll die Gabe verlieh

„der Kräuter Gewalt und die Wege der Heilung
Ein(zu)sehen, und ungerühmt die stilleren Künste (zu) betreiben“,

kein besonders hervorragender Vertreter seines Faches gewesen sein, denn als Aeneas in der Schlacht gegen die Latiner von einem Unbekannten durch einen Pfeilschuß in den rechten Oberschenkel verwundet,

„Schmerzvoll tobt und ringt am gebrochenen Rohr das Geschoß sich
Auszureißen, und Hilfe des näheren Weges verlangt (er):
Daß mit dem Schwerte die Wunde man aufschneid' und bis zum Innern
Ganz nachgrabe dem Pfeil, und zurück ihn send' in die Feldschlacht“ [1]),

da hören wir [2]):

„Aber der Greis dort,
Der das Gewand rückwärts nach päonischer Weise gegürtet,

---

1) Aeneis XII. 387—390. Uebersetzung von J. H. Voss.

2) Aeneis XII. 400—404.

Viel mit heilender Hand und des Phöbus gewaltigen Kräutern
Schafft er umsonst eilfertig, umsonst an dem spitzigen Pfeile
Rüttelt er oft und fasset mit kneipender Zange das Eisen."[1])

Abbildung 1.

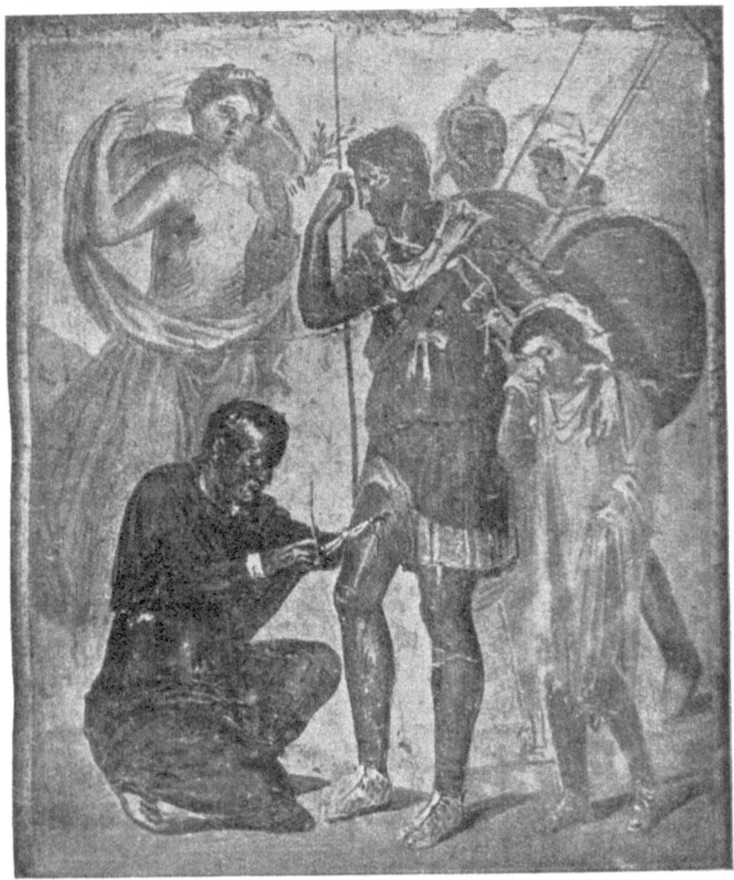

Der Arzt Japyx versucht vergeblich mit der Zange den Pfeil aus der Oberschenkelwunde des Aeneas zu ziehen.

In dieser Not kommt Venus dem verwundeten Sohn zu Hilfe, sie pflückt ein heilkräftiges Kraut, mischt es mit Ambrosia und dem

1) „prensat tenaci forcipe ferrum." Abbildung 1 gibt den Vorgang wieder, sie zeigt uns ein pompejanisches Wandgemälde, welches aus dem Triklinium eines Hauses bei den Thermen des Stabies stammt (nach Holländer, Die Medizin in der klassischen Malerei, Stuttgart 1903, S. 177). Interessant ist die auf dem Bilde sichtbare, mit Fingerringen versehene Zange, mit der der Eingriff auszuführen

Heilbalsam Panacea, Japyx wäscht „unbewußt“ mit diesem Gemisch die Wunde aus, sofort läßt der Schmerz nach, die Blutung steht, das Geschoß folgt der Hand freiwillig und gleitet hinaus[1]). (Abbildung 1.)

Eines heilkundigen Priesters gedenkt Vergil gleichfalls, des „tapferen Umbro“, auch er war nicht imstande (Aeneis VII, 756—758)

„zu heilen den Stich der dardanischen Spitze,
. . . . nicht halfen ihm dort für rinnende Wunden
Schlummergesäng' und Kräuter, in marsischen Bergen gesammelt.“

Japyx und Umbro sind natürlich sagenhafte Persönlichkeiten, die vielleicht von Vergil erst in Nachahmung Homers, der bekanntlich Podaleirios und Machaon als die Aerzte des Heeres vor Troja schildert, geschaffen sind. Jedenfalls aber ist die Erwähnung des Arztes durch Vergil ein Zeichen dafür mit, daß zu Vergils Zeiten, d. h. gegen Ende des ersten vorchristlichen Jahrhunderts die Anwesenheit von Aerzten im Heere gang und gäbe war.

B. Gab es Militärärzte zur Zeit der Könige und der Republik?

Von den Etruskern haben die Römer, als sie ein selbständiges Volk wurden, die Priester und die Heilkunde übernommen, so führt Briau[2]) aus. Freilich war die Heilkunde durch Jahrhunderte hindurch äußerst primitiv, wie Seneca[3]) sich ausdrückt: „Medicina quondam fuit paucarum scientia herbarum, quibus sisteretur fluens sanguis, vulnera coirent“, es bestand also die Heilkunde in einer rein

---

versucht wird. Weitere Zangen, die vielleicht zum Ausziehen der Pfeile dienten, sind bei Gurlt, Geschichte der Chirurgie, Berlin 1898, Bd. I, Tafel III, Nr. 70—75, abgebildet. Sowohl bei Celsus, De medicina, lib. VII, cap. 5, 2, als auch bei Paulus von Aegina, Buch 6, Kapitel 88, die beide die Geschoßausziehung behandeln, ist von Zangen zum Ausziehen der Pfeile die Rede. Paulus von Aegina unterscheidet dabei (s. Gurlt, l. c., I., S. 581) die Zahn-, die Wurzelzange und τὸ βελουλκόν (nach Gurlt = Pfeilauszieher), während Celsus noch ein besonderes Instrument „Διοκλέους γραφίσκον“ nennt, über dessen Beschaffenheit nur Vermutungen bestehen. (Ausführlich hat Frölich in „Ueber die Kriegschirurgie der alten Römer“, l. c., S. 298—300, sich über die Beschaffenheit dieses Instruments geäußert.)

1) Aeneis XII. 411—424. E. Dupouy in seinem Werk: „Médecine et moeurs de l'ancienne Rome d'après les poètes latins“, Paris 1891, S. 132, identifiziert das Heilkraut mit „le fameux dictame de Crète, espèce d'Origanum, de la famille des Labiées“, während er die Säfte der Ambrosia und Panacea denen des „Chenopodium ambroisoïdes“ gleich setzt.

2) Briau, Introduction de la médecine dans le Latium et à Rome. Revue archéologique. 1885. II. partie.

3) L. A. Senecae ad Lucilium, lib. XV, epist. III (95), ed. Teubner III, S. 427.

kriegschirurgischen Tätigkeit. Ob es aber medici, wirkliche Aerzte, oder solche, die sich wenigstens so bezeichneten, während der ersten Jahrhunderte in Rom gegeben hat, erscheint äußerst zweifelhaft. Briau nimmt es an, und führt aus[1]): „Quand l'homme est blessé ou malade, il s'adresse au Ciel d'abord et ensuite à ceux de ces semblables qu'il suppose pouvoir le soulager ou le guérir et ceux-là furent, dans tous les pays italiens, désignés sous le nom des médecins, ils étaient antérieurs aux colonies grecs", und er hat eine ganze Reihe von Schriftstellern namhaft gemacht, die der medici der damaligen Zeit Erwähnung tun[2]). Aber Theodor Meyer[3]) macht meines Erachtens mit Recht darauf aufmerksam, daß diese Schriftsteller sämtlich einer viel späteren Zeit angehören und wahrscheinlich die Verhältnisse ihrer Zeit auf die damaligen Zustände übertragen haben. Ich möchte daher Schmidt-Ernsthausen beistimmen, der sagt[4]): „Während der ersten Jahrhunderte der Republik verachtete stolz auf seine körperliche Kraft der Gesunde den Kranken und Schwachen, überließ ihn seiner eigenen Hilflosigkeit und betrachtete in roher Selbstsucht das an den Lagerstellen des Leidens und der Schmerzen geübte Werk der Barmherzigkeit als ein den Weibern und Sklaven zu überlassendes ‚negotium sordidum'."

Wie dem aber auch sei, kein Schriftsteller hat bis zum zweiten punischen Kriege irgend etwas von der Anwesenheit von Heilpersonen

---

1) Briau l. c. S. 195.

2) Briau l. c. S. 201 ff. Dionysius von Halicarnass, *Ρωμαίκης Ἀρχαιολογίας*. I. 78. Amulius, König von Alba longa, schickt Aerzte zur Untersuchung seiner Nichte Rhea Sylvia, derselbe IX. 42 u. 67, X. 53: „*οὔτε τῶν ἰατρῶν ἀρκοῦντων ἔτι βωηθεῖν τοῖς καμάτοις*". Auf die Anwesenheit von Aerzten deuten nach Briau auch Redewendungen wie Livius I. 41: „inspectum vulnus abterso cruore, omnia salubria esse" oder Aurelius Victor, de vir. illust. VII: „die Wunde sei schwer, aber nicht tödlich", Valerius Maximus, lib. II, cap. IV, bei Schilderung der Pest im Jahre 259 a. u. c.: „ad desperationem medicorum laborantibus". Auch daß nach Plutarch, vita Catonis maj., cap. IX, ed. Teubn. II, S. 204, ein Trepanierter („*ὁ δὲ τὴν κεφαλὴν ἐξ ἀνατρήσεως καὶ περικοπῆς κοίλην εἶχεν*") als Gesandter nach Bithynien geschickt wurde, sowie die Erwähnung von „medici" in der lex Aquilia, welche aus dem Anfang des 3. Jahrhunderts v. Chr. herrührt, wird als Beweis dafür gebracht, daß medici im römischen Reiche vorhanden waren, ehe griechische Aerzte nach Rom kamen.

3) Theodor Meyer, Geschichte des römischen Aerztestandes. Kiel 1907. S. 9. Anm. 5. Bezüglich der lex Aquilia (s. vorige Anm.) meint Meyer, daß in ihr sich ursprünglich der Ausdruck „medicus" überhaupt nicht finde, er sei erst durch spätere Kommentare in dieselbe hineingebracht.

4) Schmidt-Ernsthausen, Studien über das Feldsanitätswesen. Berlin 1873. S. 10—11.

bei den Heeren der alten Römer erwähnt. Wir müssen uns daher vorstellen, daß Jahrhunderte hindurch der römische Soldat genötigt war, falls er verwundet war, sich selbst zu verbinden[1]) oder die Hilfe seiner Kameraden in Anspruch zu nehmen. Daß es unter diesen besonders in der Wundbehandlung erfahrene gegeben hat, deren Hilfe natürlich vor allem in Anspruch genommen wurde, ist klar. Gauldrée-Boilleau[2]) sagt sehr richtig: „S'il n'y eut pas de médecins proprement dits, il exista dès l'origine des hommes, qui, instruits par leur propre expérience, furent en état de s'éclairer réciproquement, surtout pour la guérison des blessures. Des procédés élémentaires, perfectionnés successivement, auront été employés par les chefs de famille; il s'en sera trouvé parmi eux de plus habiles, de plus heureux dans l'observation des faits, dans l'amélioration progressive de la pratique: c'est ainsi que, une expérience croissante aidant, on aura vu se former un certain nombre d'hommes utiles à leurs voisins et bientôt désignés par la notoriété pour panser et guérir les blessés des armées."

Ein hübsches Beispiel für solch einen in der Wundbehandlung wohlerfahrenen alten Soldaten führt uns Silius Italicus in seinem Epos über die punischen Kriege[3]) in der Gestalt des Marus vor Augen, von dem Pinto[4]) zu Unrecht behauptet: „il primo sanitario mentovato dalla storia di Roma è un medico delle milizie." Die Schilderung der Versorgung einer Wunde durch Marus ist dabei in dem Werk so genau ausgeführt und typisch für die Art der Wundheilung durch viele Jahrhunderte hindurch, daß ich hier etwas näher darauf eingehen möchte.

Silius Italicus schildert uns die Folgen der Niederlage am Trasimenischen See (217 v. Chr.). Serranus, der Sohn des Atilius

---

1) Daß die römischen Soldaten zur Zeit der Republik bereits Verbandstücke bei sich hatten, beweist, daß sie, als sie im Jahre 469 v. Chr. unter dem verhaßten Feldherrn Appius Claudius nicht gegen die Volsker fechten wollten, sich um ihre gesunden Glieder Verbandstücke wickelten, als ob sie verwundet wären. Dionys. Halicarnass, IX., 50. ed., Teubner, III., S. 361: „κατεδήσαντο γὰρ αὐτῶν οἱ πολλοὶ τοὺς ὑγιεῖς χρῶτας ὡς τραυματίαι." S. auch Livius. II. 20. VII. 24.

2) Gauldrée-Boilleau, Adolphe, L'Administration militaire dans l'antiquité. Paris 1871. p. 411.

3) Silius Italicus, Punica. VI., ed. Teubner, S. 120ff.

4) Pinto, Giuseppe, Storia della medicina in Roma al tempi dei re e della republica. Rom 1879. Cap. XI. p. 221. Auch Iwan Bloch im „Handbuch der Geschichte der Medizin", Bd. I., S. 409 und 586 nennt Marus einen Militärarzt. Wauthoz, Les ambulances et les ambulanciers à travers les siècles. Paris-Bruxelles, s. a. p. 36 nennt Marus irrtümlich Pérussin.

Regulus, ist in der Schlacht schwer verwundet; er vermag noch mit Mühe sich vor den nachfolgenden Feinden zu verbergen und zu flüchten und kommt in der Nacht völlig erschöpft nach Perugia. Er klopft, fast ohnmächtig vor Schmerzen, Blutverlust und Hunger an die erste Tür, die er erreicht. Sie öffnet sich und heraus tritt Marus, ein Veteran des Regulus, der sich nach Perugia zurückgezogen hatte. Er erkennt bestürzt den Sohn seines ehemaligen Feldherrn, zieht ihn ins Haus und [fährt der Dichter wörtlich fort[1])]:

„aegra reponit
Membra toro; nec ferre rudis medicamina — quippe
Callebat bellis — nunc purgat vulnera lympha,
Nunc mulcet sucis, legat inde ac vellera molli
Circumdat tactu et torpentis mitigat artus.
Exin cura seni, tristem depellere fesso
Ore sitim et parca vires accersere mensa.
Quae postquam properata, sopor sua munera tandem
Applicat et mitem fundit per membra quietem.
Necdum exorta dies, Marus instat vulneris aestus
Expertis medicare modis gradumque teporem,
Exutus senium, trepida pietate ministrat.“

Durch diese Kur wird Serranus völlig geheilt.

Jahrhunderte lang galt der Kohl als ein ganz vorzügliches Wundheilmittel, als welches er hauptsächlich von Cato empfohlen wird. So sagt Gargilius Martialis[2]): „Cato tradit populum romanum sexcentis fere annis[3]) medicina brassicae usum. Nondum enim in urbem commeaverant medici, qui in artem redegerunt quemadmodum magno sanitas constet, et peregrina pigmenta secum attulerunt ut illis imponerent pretia, quae vellent. Ceterum militares viri gloriosas cicatrices gratuito holere curabant.“

Halfen so einfache Wundheilmittel nicht, so versuchte man die Heilung durch Gebete und Beschwörungen einer der zahlreichen Heilgottheiten herbeizuführen. Wir kennen einen interessanten Beweis dafür, daß selbst in der späten Kaiserzeit, also zu einer Zeit, in der es, wie wir sehen werden, längst Aerzte beim Heere gab, der Soldat Hilfe für seine Leiden lieber bei den Göttern, als bei den Aerzten

1) Silius Italicus, Punicorum, lib. VI. Vers 89—100.

2) Gargilii Martialis Medicinae ex oleribus et pomis. B. G. Teubner. 1875. XXX. p. 166.

3) Bei Plinius: Historia naturalis, XXIX., 1 (5), ed. Teubner, IV., p. 342 heißt es am Schluß: „ceu non millia gentium sine medicis degant, nec tamen sine medicina, sicut populus Romanus ultra sexcentesimum annum.“

suchte. Auf der Tiberinsel wurde in dem daselbst befindlichen Tempel des Aeskulap eine marmorne Weihetafel gefunden, die von vier durch die Hilfe des Gottes erzielten Wunderheilungen berichtete. Die letzte dieser vier lautet:

„Οὐαληρίῳ Ἄπρῳ, στρατιώτῃ τυφλῷ, ἐχρημάτισεν ὁ θεὸς ἐλθεῖν καὶ λαβεῖν αἷμα ἐξ ἀλεκτρύονος λευκοῦ μετὰ μέλιτος καὶ κολλύριον τρίψαι καὶ ἐπὶ τρεῖς ἡμέρας ἐπιχρῖσαι ἐπὶ τοὺς ὀφθαλμοὺς καὶ ἀνέβλεψεν καὶ ἐλήλυθεν καὶ ηὐχαρίστησεν δημοσίᾳ τῷ θεῷ." Das heißt also: „Dem Valerius Aper, einem blinden Soldaten, befahl der Gott, er solle das Blut eines weißen Hahns mit Honig mengen und aus ihm eine Salbe machen, mit der er sich drei Tage die Augen einzureiben hätte. Er tat danach, gewann sein Augenlicht wieder und dankte dem Gott vor allem Volke."

Die Weihetafel ist unter dem Kaiser Antoninus Pius (161—180 n. Chr.) aufgestellt[1]).

Bei der Behandlung der Wunden scheint der Feldherr im Kriege in besonderer Weise mitgewirkt und die Soldaten mit Rat und Tat unterstützt zu haben. So heißt es bei Dionysius von Halicarnass[2]): „als der Konsul Aemilius nach der Niederlage in der Schlacht gegen die Volsker in Longula ein Lager aufgeschlagen hatte, blieb er dort und stellte die an Wunden Leidenden durch Heilmittel wieder her" (ἔνθα ὑπομένων τούς τε ὑπὸ τραυμάτων κάμνοντας ἀνεκτᾶτο θεραπείαις), und Polybius[3]) sagt von Scipio, der in der Schlacht an der Trebia schwer verwundet war, „er war mit der Behandlung seiner

---

1) Bei Magnus, Geschichte der Augenheilkunde im Altertum, Breslau 1902, ist die Tafel als Tafel VII abgebildet. Auf 2 in Epidaurus gefundenen Stelen, auf denen zahlreiche Wunderheilungen eingegraben sind, die durch Aeskulap im dortigen Tempel bewirkt waren, sind auch eine Anzahl Kriegsverletzungen als durch Aeskulaps Hilfe geheilt verzeichnet. S. Salomon Reinach in der Revue archéologique. 1894. II. p. 78 ff. und ebenda 1895. I. p. 268 ff.

2) Dionys. Halicarnass., l. c. Lib. VIII., Cap. 35. ed. Teubner. III. S. 257.

3) Polybius, III. 66. 9. ed. Teubner. I. S. 293. Wauthoz, l. c. S. 39 deutet auch eine Stelle in dem Epos des M. A. Lucanus „Pharsalia", VII. Vers 556 und 557 so, als ob Caesar in der Schlacht bei Pharsalus den verwundeten Seinigen selbst die Wunde schlösse. Berücksichtigt man aber, wie Lucanus in seinem Epos Caesar stets als blutdürstigen, schrankenlos ehrgeizigen, abstoßenden Menschen schildert, so erscheint es angemessener, die Worte

„Vulnera multorum totum fusura cruorem
Opposita premit ipse manu"

zu übersetzen (s. Krais, Uebersetzung des Lucanus, ed. Langenscheidt. 1863. S. 182)

„Vielen (sc. Feinden) preßt er die Wunden, damit sie völlig verbluten,
Selber die Hand entgegengestemmt."

und seiner Genossen Wunden beschäftigt" („ἅμα μὲν αὐτὸν ἐθεράπευε καὶ τοὺς ἄλλους τραυματίαις").

Erst aus dem Jahre 212 v. Chr. erfahren wir etwas von der Anwesenheit von Heilpersonen, welche dem römischen Heere beigegeben waren; diese können aber nicht als Aerzte angesehen werden. Es heißt nämlich bei Livius[1]) in der Schilderung der Pest im römischen Lager: „curatio ipsa et contactus aegrorum vulgabat morbos" und „aut assidentes curantesqe eadem vi morbi repletos secum traheret".

Bei Frölich[2]) findet sich ferner bei der Schilderung der sanitären Verhältnisse nach dem zweiten punischen Kriege folgende Bemerkung: „allmählich wurden medici vulnerarii eingeführt und zu den Legionen und Kohorten verteilt". Da jede Quellenangabe fehlt, so ist es nicht möglich nachzuprüfen, woher Frölich diese Mitteilung genommen hat[3]). Als einziger, in diesem Zusammenhang jedoch nicht in Frage kommender medicus vulnerarius aus damaliger Zeit ist mir Archagatus bekannt, der nach Plinius[4]) als erster griechischer Arzt im Jahre 219 v. Chr. den Boden Roms betrat. Ihm gab das Volk wegen seiner chirurgischen Tüchtigkeit den Beinamen Vulnerarius. Als man aber zu viel Opfer seiner chirurgischen Tätigkeit — er mag damals bei den zahlreichen Verwundeten des zweiten punischen Krieges viel amputiert haben — auf den Straßen Roms erblickte, da schalt das an chirurgische Taten noch nicht gewöhnte Volk ihn Schlächtermeister; er mußte Rom wieder verlassen.

Erst aus der Zeit Caesars haben wir sichere Nachricht, daß Aerzte sich beim Heere aufhielten. Freilich waren diese ersten Aerzte in der Regel Sklaven, servi medici, meist griechischen Ursprungs, welche die römischen Feldherrn für ihre Person mit ins Feld nahmen, aber wir können wohl mit Bestimmtheit annehmen, daß diese Sklavenärzte, sobald sie nicht durch die Pflege ihres Herrn in Anspruch genommen waren, auf dessen Geheiß den Verwundeten ihre Hilfe angedeihen ließen[5]). Zu jener Zeit faßte aber auch die freie griechische

1) Livius, XXV. 26.

2) Frölich, Geschichtliches der Militärmedizin. Allgem. militärztl. Zeitung. XIV. 1873. S. 7. Die gleiche Angabe findet sich in zahlreichen späteren Veröffentlichungen, zuletzt bei Köhler, Geschichte der Kriegschirurgie. Berlin 1901. S. 15.

3) Frölich scheint eine Stelle bei Didiot, Code des Officiers de santé, Paris 1863, S. 3, falsch aufgefaßt zu haben, wo es heißt: „Plus tard les légions romaines eurent des chirurgiens (medici vulnerarii)". Diese Stelle bezieht sich aber auf die Kaiserzeit (s. u.).

4) Plinius, Historia naturalis. XXIX. I (6), ed. Teubner. IV. S. 372.

5) Siehe Frölich, Das Kriegswesen Cäsars. Zürich 1890. Teil II. S. 131 bis 136. Abschnitt 6: „Das Sanitätswesen". Solche Leibärzte waren Kleanthes,

Heilkunde in Rom festen Fuß, nachdem einer ihrer glänzendsten Vertreter, Asclepiades von Bithynien, beispiellose Erfolge in Rom durch seine Behandlungsweise erzielt hatte.

Seit dieser Zeit hat es einen freien Aerztestand in Rom gegeben, der Ausdruck „medicus" bezeichnete den wissenschaftlich vorgebildeten, seinen Beruf als „ars liberalis" ausübenden Arzt[1]). Es ist deshalb durchaus möglich, daß der Arzt, der von Cicero in seinen Tusculanen[2]) erwähnt wird, ein freier griechischer Arzt war, der die Truppe begleitete, wenn auch von einer festen Einrangierung in den Heeresorganismus zu damaliger Zeit noch nicht die Rede sein konnte. Cicero stellt in diesem Werk, das aus dem Jahre 70 v. Chr. stammt, den Unterschied zwischen einem altgedienten Soldaten und einem Rekruten auf und schreibt: „Wenn wir beobachten, wie sich die Verwundeten, die aus der Schlachtlinie getragen werden, verhalten, so bemerken wir, wie der Rekrut schon bei kleinen Verletzungen ein großes Wehgeschrei anhebt; der altgediente, bewährte Soldat benimmt sich bei gleicher Gelegenheit tapferer und sucht nur den Arzt auf, von dem er sich verbinden läßt" („medicum modo requirens, a quo obligetur"). Zu dem sagt er:

„O Patricoles, inquit, ad vos adveniens auxilium et vestras manus
Peto, priusquam oppeto malam pestem mandatam hostili manu,
Neque sanguis ullo potis est pacto profluens consistere,
Si qui sapientia magis vestra mors devitari potest.
Namque Aesculapi liberorum saucii opplent porticus
Non potis accedi."

Jedenfalls steht, das geht aus allem hervor, zu Caesars Zeit bereits der ärztliche Stand durchaus im Ansehen, wenn auch vorläufig der Römer[3]) selbst sich noch nicht dazu entschließen konnte, Arzt zu

---

der Cato von Utica vergeblich nach dessen Selbstverwundung zu retten versuchte. (Plutarch, Cato minor 70); Sueton, Divus Augustus, cap. 11, spricht von Glycon, dem Arzt des Vibius Pansa (s. a. Cicero, epistol ad Brutum, lib. I, ep. VI und Tacitus, Annal., I, 10). Die medici servi waren auch zur Kaiserzeit noch in der Begleitung der Feldherren, s. Seneca, de beneficiis, lib. III, cap. 24: „Domitius imperavit medico eidemque servo suo, ut sibi venenum daret", dazu Sueton, Nero, cap. 2, vergleiche auch Sueton, Caligula, cap. 8, wo Augustus dem Germanikus seinen servus medicus sendet („mitto . . ex servis meis medicum, quem scripsi Germanico, si vellet, ut retineret").

1) Siehe Theodor Meyer, Geschichte des römischen Aerztestandes. Kiel 1907. S. 18ff.

2) Cicero, Tuculan. Disput. Lib. II. cap. 16, 38; ed. Teubner. IV. S. 342.

3) Plinius, Naturalis historia. XXIX. 8: „solam hanc artium Graecarum nondum exercet Romana gravitas".

werden. Caesar selbst aber bewirkte im Jahre 46 v. Chr. dadurch, daß er allen in Rom ansässigen Aerzten das Bürgerrecht verlieh[1]), daß zum ersten Mal der Aerztestand als solcher in Rom öffentlich anerkannt wurde. Es ist durchaus wahrscheinlich, daß, wie Marquardt[2]) annimmt, Caesar zu diesem Schritt durch die Rücksicht auf die Gesundheitspflege des Heeres veranlaßt wurde.

So fehlte zur Schaffung eines besonderen militärärztlichen Standes nur der letzte Schritt, die Einreihung des Arztes in die Rangordnung des Heeres, dessen integrierender Bestandteil er werden sollte. Wir gehen sicher nicht fehl, wenn wir annehmen, daß Augustus, der nach der Schlacht bei Actium das Heer reorganisierte und das stehende Heer schuf, die Soldaten also nach Dio Cassius[3]) unsterblich („ἀθανάτους") machte, auch in seiner Fürsorge für seine großartige Schöpfung so weit ging, daß er dem Soldaten, dessen Leben und Gesundheit ihm vor allem am Herzen lag — sah er doch in ihm die einzige Stütze seiner Macht — auf seinem Marsch in die entlegenen Länder, in die fernen Standlager und in die Schlacht den Arzt als Kameraden und Helfer mit auf den Weg gab. Er hatte ja selber den Wert eines tüchtigen Arztes kennen gelernt und seinem Leibarzt Musa, einem Freigelassenen, das Recht, den goldenen Ring zu tragen, und außerdem nicht nur ihm, sondern auch seinen Standesgenossen (*ὁμοτέχνοις*) auch für die Zukunft Abgabenfreiheit (*ἀτέλεια*) verliehen[4]).

Leider sind die Constitutiones des Augustus, in denen die Dienstvorschriften enthalten waren, welche die gesamte Verwaltung des römischen Heeres regelten, verloren gegangen[5]). Wären sie erhalten, wir hätten wahrscheinlich nicht nötig, mühsam aus vereinzelten Andeutungen uns ein Bild von der Stellung des römischen Militärarztes zur Kaiserzeit zu konstruieren.

---

1) Sueton, Divus Julius. 42: „Omnis medicinam Romae professos civitate donavit".

2) Marquardt, Römische Staatsverwaltung. Bd. II. 2. Aufl. Leipzig 1884. S. 550.

3) Dio Cassius. LII. 27. 1. und LVI. 40. 2.

4) Dio Casius. LIII. 30. Frölich, Geschichtliches der Militärmedizin, l. c., S. 7, gibt an, daß durch Augustus den Aerzten beim Heere die dignitas equestris verliehen sei. Ich würde diese Angabe, die, wie aus Folgendem hervorgeht, durchaus unvereinbar mit der Rangstellung der damaligen Militärärzte ist, nicht wiederholen, wenn sie nicht stets wiederkehrte. Meyer, Geschichte des römischen Aerztestandes, l. c., S. 23, faßt die angezogene Stelle des Dio so auf, daß Augustus sämtliche dem Freigelassenenstande angehörige „medici liberti" in Rom mit einem Schlage in die Reihe der Vollbürger eingliederte.

5) Jäns, Geschichte der Kriegswissenschaften, vornehmlich in Deutschland. 1. Abteil. München und Leipzig 1889. S. 84.

C. Die Militärärzte der Kaiserzeit.

I. Was berichten die Schriftsteller von ihnen?

Es ist ganz auffallend, wie außerordentlich selten die Geschichtsschreiber, die sich nicht genug tun können, die blutigen Waffentaten des römischen Heeres zu schildern, sich mit der Frage der Verwundetenfürsorge beschäftigen: „Il semble“, so heißt es bei Dujardin und Peyrilhe[1]), „que les historiens se soient concertés pour cacher à la postérité tout ce qui concerne l'exercice de l'art de guérir dans les armées de Rome“ [2]). Es ist deshalb recht bedauerlich, daß das Geschichtswerk des von Lucian[3]) so böse verspotteten Legionsarztes

---

1) Dujardin et Peyrilhe, Histoire de la chirurgie. Paris 1774—1780. T. II. p. 386. Zitiert nach Corlieu, La médecine militaire dans les armées grecques et romaines de l'antiquité. Revue scientifique. 1892. T. I. Nr. 18. p. 545.

2) Briau führt in seinem Buche „Du service de santé militaire chez les Romains“ l. c. p. 12—13 denselben Gedanken aus, vergleicht damit die Verhältnisse seiner Zeit und sagt: „Auch in unserer Zeit erlebt die ärztliche Kunst im Heere gleiche Nichtachtung. Bedenkt man die Menge und die Vorzüglichkeit der Hilfeleistungen, die durch die Militärärzte in den Kriegen des ersten Kaiserreiches und in den neueren in der Krim und in Italien ausgeführt worden sind, wo Hunderttausende von Menschen durch eine Hand voll Aerzte versorgt wurden, die fast alle, wenigstens in der Krim, den Anstrengungen erlagen, „on est confondu d'étonnement et de tristesse en voyant qu'il est à peine fait mention d'eux par les historiens“.

3) Lucian, *Πῶς δεῖ ἱστορίαν συγγράφειν*, ed. Teubner 1852. Vol. II. p. 10. In der Uebersetzung Wielands heißt es an dieser Stelle: „Noch ein anderer aus dieser Zunft hat uns mit einer Art von kahlem, trockenem Tagebuch der Begebenheiten dieses Krieges beschenkt, in einem Styl, wie etwa ein gemeiner Soldat oder ein Zimmermann oder Marketender vom Troß der Armee schreiben würde, wenn er alles, was von einem Tage zum andern passiert, aufzeichnen wollte. Indessen war doch dieser Idiot noch eher zu gebrauchen, da er sich sogleich für das, was er ist, ankündigte und wenigstens einem Mann von Talent, der eine Geschichte zu schreiben verstände, vorgearbeitet hatte. Nur das tadelte ich an ihm, daß er seinen Heften eine für ihr vermutliches Schicksal gar zu vornehme Ueberschrift gab, denn er betitelte sie: „Des Kallimorphus, Feldarztes beim sechsten Regiment der Lanzenträger, parthische Geschichte, erstes, zweites, drittes Buch“ usw. Auch überfiel mich gleich bei der Vorrede ein gewaltiger Frost, da er sein Vorhaben durch folgendes Argument rechtfertigte: „Das Geschichtsschreiben stehe vorzüglich den Aerzten zu, weil Aeskulap ein Sohn des Apollo, Apollo aber der Vorsteher der Musen und der ganzen Literatur sei. Nicht minder war mir anstößig, daß er den Jonischen Dialekt, worin er zu schreiben angefangen hatte, auf einmal verließ, und, einige Worte ausgenommen, sich im übrigen so gemein und pöbelhaft ausdrückte, wie man es in allen Gassen hört“.

Kallimorphus [„ἰατρός τῆς τῶν κοντοφόρων ἕκτης“ = medicus hastatorum legionis VI[1])] über den Partherkrieg während der Regierung Trajans nicht auf uns gekommen ist. Wir hätten sicher durch dasselbe auch wichtige Aufschlüsse über die Stellung der damaligen Militärärzte erhalten.

Aus dem Jahre 7 n. Chr. hören wir zum ersten Male davon, daß Aerzte den Soldaten zur Verfügung standen. Vellejus Paterculus[2]) sagt in seiner Lobrede auf Tiberius: „jam medici, jam apparatus cibi, jam in hoc solum portatum instrumentum balinei nullius (militis) non succurrit valetudini“. Ob es sich bei diesen medici um wirkliche Militärärzte und nicht vielmehr um Leibärzte des Kaisers gehandelt hat, die nur zeitweise den Soldaten zur Verfügung gestellt wurden, erscheint zweifelhaft.

Aerzte beim Heere erwähnt gelegentlich Celsus[3]) in seinem Werk „De medicina“, das er aller Wahrscheinlichkeit nach im Beginn des 5. Jahrzehnts n. Chr. verfaßte. Er spricht in der Vorrede von der Möglichkeit für die Aerzte, bei Verwundungen den inneren Bau des Körpers zu studieren, denn zuweilen werde ein Soldat in der Schlacht so verwundet, daß bald dieser, bald jener der inneren Teile sichtbar werde.

Auch der andere große medizinische Schriftsteller der römischen Kaiserzeit, Galenus [130—210(?)], erwähnt an drei Stellen der Militärärzte. Einmal spricht er[4]) bei der Erörterung der Regeln der Wundbehandlung davon, daß man den Körper erst kennen müsse, ehe man ihn heilen könne, und empfiehlt zuerst die Anatomie an Affen zu

---

1) Bekanntlich zerfiel während der Republik die Legion in vier in bezug auf Bewaffnung und Rangstellung verschiedene Truppengattungen, die hastati, principes, triarii und velites, s. Marquardt, r. Staatsverw., II², l. c., S. 335 ff. Zur Kaiserzeit hörten diese Unterschiede auf und lebten nur noch in dem Sinne fort, wie heutzutage die Bezeichnungen „Füsiliere, Musketiere, Grenadiere“. Ihre Bewaffnung war eine völlig gleiche (s. Nissen, Geschichte von Novaesium, Bonner Jahrbücher, H. 111/112, S. 15, s. auch über die Unterbringung der hastati, p. p. im Lager von Novaesium; Oxé, Die älteste Truppenverteilung im Neusser Legionslager. Bonner Jahrbücher. H. 118. 1909. S. 94). Was unter einem Arzt der Hastati einer Legion zu verstehen ist, kann, da diese Bezeichnung nirgendwo wiederkehrt, nicht aufgeklärt werden. Die legio VI ferrata nahm unter Trajan am Partherkriege teil, siehe Corp. inscr. latinar. X. 5829.

2) Vellejus Paterculus, Histor. roman. 2. 114. 1; ed. Teubner. 1876. S. 115.

3) A. C. Celsi De medicina, lib. I. Prooemium, ed. Teubner, p. 8: militem in acie . . . sic vulnerari, ut ejus interior aliqua pars aperiatur, et in alio alia“. In der Uebersetzung von Frieboes. Braunschweig 1906. S. 27.

4) Galeni op., ed. Kühn. XIII. S. 604.

studieren, weil man ohne diese Vorkenntnisse nicht imstande sei, von der Erlaubnis, welche „οἱ κατὰ τὸν Γερμανικὸν ἰατροί“ erhalten hätten, die Leichen der erschlagenen deutschen Barbaren zu zergliedern, einen verständigen Gebrauch zu machen. Zum anderen nennt er zwei Militärärzte bei Namen, zum ersten als den Erfinder eines Mittels gegen Kopfschmerzen den Antigonus, den er einen im Heere wohlangesehenen Arzt nennt [„ἐν στρατοπέδῳ ἐπισήμως ἰατρεύσαντος“ [1])], zum anderen den Axios, einen Augenarzt der britischen Flotte[2]), der ein Augenmittel (κινναβάριον = Zinnobersalbe) zusammensetzte[3]).

---

1) Galeni op., ed. Kühn. XII. S. 551.

2) Grotefend, Die Stempel der römischen Augenärzte, Hannover 1867, liest bei Galen, ed. Kühn, XII, S. 786: „Ἀξίου ὀφθαλμικοῦ στόλου Βρεταννικοῦ“. Sichel, Nouveau recueil de pierres sigillaires d'oculistes romains, Paris 1866, S. 116—118, glaubt, daß die Medikamentenstempel der Augenärzte durch die das Heer begleitenden Militärärzte überall dahin verbreitet wurden, wo sich römische Militärstationen fanden, eine Ansicht, der sich Brunner, „Die Spuren römischer Aerzte auf dem Boden der Schweiz“, Zürich 1893, S. 47, Anm. 1, anschließt. Demgegenüber weist Deneffe in seiner Veröffentlichung über „Les oculistes gallo-romains“, Paris-Leipzig 1896, S. 28—30 darauf hin, daß diese Ansicht völlig verkehrt sei: „Comment“, fragt er, „les médecins militaires ont-ils pu introduire dans les Gaules, la Bretagne et la Germanie un usage, qui n'existait pas en Italie? Et si c'est eux, qui propagaient cet usage à l'étranger, pourquoi ne le retrouve-t-on pas partout, ou ont vécu les médecins militaires, partout où ont campé les armées romaines?“ Und doch sind die bei weitem meisten Stempel, nämlich nach Espérandieu (Corp. inscr. lat. XIII, 3, 2, p. 559—610) von 219 bis heut bekannten 17 Stempel in Britannien, 152 in Gallien und 20 in Germanien gefunden. Ferner standen die Heere bis zum Beginn des 4. Jahrhunderts an der Grenze, die Stempel aber, die wahrscheinlich zwischen dem 2. und 3. Jahrhundert n. Chr. gebraucht wurden, sind zumeist im Innern des Landes (z. B. in Reims, das nie Militärstation war, 12) gefunden. Nimmt man hinzu, daß auf den Stempeln grobe orthographische Fehler sich finden, die die aus Italien kommenden Militärärzte kaum verbrochen haben würden, so muß man wohl diese Hypothese fallen lassen und vielmehr annehmen, daß die Stempel von eingeborenen gallischen usw. Heilkünstlern herstammen. In der Tat findet man auf keiner der auf uns gekommenen Votivinschriften und keinem der Grabsteine, die von Augenärzten in Rom handeln (es sind uns von R. del Castillo Y Quartiellero, Die Augenheilkunde in der Römerzeit, aus dem Spanischen übersetzt von M. Neuburger, Leipzig und Wien 1907, 23 überliefert), einen „medicus ocularis“ erwähnt, der dem Heere angehörte. Auch Hirschberg in seiner „Geschichte der Augenheilkunde im Altertum“ (Graefe-Saemisch, Handbuch der gesamten Augenkrankheiten, Bd. XII, Leipzig 1899, S. 302) macht auf die Unhaltbarkeit obiger Annahme aufmerksam.

3) Bernier, Essais de médecine, I. p., Paris 1689, nennt noch S. 99 als Militärarzt den primipilaris Celer, premier médecin d'une legion, der bei Galen, ed. Kühn, XIII, S. 1031 erwähnt wird. In Wirklichkeit ist Celer ein höherer

Als erster, der von die Truppe begleitenden Aerzten spricht, ist der Platoniker Onosander zu nennen, der in seinem Buch vom Feldherrn[1]), das etwa um die Mitte des ersten Jahrhunderts n. Chr. verfaßt ist, sagt:

„Wenn das Wort des Feldhern den Mut der Soldaten nach einer verlorenen Schlacht wieder aufzurichten vermag, so ist es wirksamer als die Kunst der Aerzte, welche dem Heere folgen, um die Wunden zu verbinden (*τῶν ἑπομένων τοῖς τραυματίαις ἰατρῶν; οἱ μὲν γὰρ ἐκείνους μόνους τοῖς φαρμάκοις θεραπεύουσιν* u. s. f.).“ Eine besonders hohe Wertschätzung des militärärztlichen Berufs liegt in diesen Worten sicher nicht[2]).

In der Tactica des Claudius Aelianus (100—140 n. Chr.), der dem Kaiser Hadrian dieses Werk, welches vom griechisch-makedonischen Kriegswesen handelt, widmet, sagt er[3]): Von denen, die zum Kriege einberufen werden, ist der eine Teil zum Kämpfen ausgehoben, die anderen nicht, nämlich die, welche anderweitig nötig sind („*τὸ κατὰ τοῦ μαχίμου χρείας συνεργχόμενον ἄμαχον*“). Zu diesen

---

Generalstabsoffizier, der ein gutes Mittel (*μυράκοπον βασιλικὸν*) zusammengestellt hat, das anscheinend bei schmerzhaften Nerven- und Gelenkleiden (*ἰσχιαδικοῖς, ἀρθριτικοῖς, παρέτοις τρομώδεσι* u. s. f.) gute Dienste tat, über dessen Laiennatur aber kein Zweifel herrschen kann. Bernier nennt aber überhaupt jeden, der sich einmal mit der Medizin beschäftigt hat, gleich Arzt. So nennt er, l. c. S. 93, den bei Sueton (vita Claudii) erwähnten Symmachus „non seulement un bon médecin, mais encore un brave soldat“ und ebenda S. 119 „Absirtus de Nicomédie etait Soldat dans l'armée de l'Empereur Constantin et écrivit de la vétérinaire et de la médecine rustique“.

1) Onosander, *Ὁ στρατηγικός*, ed. Köchly bei Teubner, cap. I, § 13, 14, S. 5—6.

2) Noch präziser kommt dieser Gedanke in dem wertvollsten kriegswissenschaftlichen Buch der byzantinischen Zeit, „der Tactica“ des Kaisers Leo zum Ausdruck (*τῶν ἐν πολέμοις τακτικῶν σύντομος παράδοσις*. Lugd. Batav. 1612). Als Verfasser der Tactica wurde lange Zeit Leo der VI., der Weise, (886—911) angesehen, während man heute mit Lingenthal mehr geneigt ist, Leo den Isaurier (717—741) als Verfasser anzunehmen. (Siehe Lingenthal, Wissenschaft und Recht für das Heer vom 6. bis zum Anfang des 10. Jahrhunderts. Byzantinische Zeitschr. Bd. III. S. 437 ff.) In diesem Buch, welches ein Exzerpt aus den Militärschriftstellern der römischen Kaiserzeit darstellt, heißt es Seite 18: „Die Aerzte könnten nur allmählich durch ihre Mittel die Verwundeten im Laufe der Zeit heilen, der Feldherr stelle aber durch sein Wort den Mut der Soldaten sofort wieder her“. Ueber die Stellung des Sanitätspersonals in der Schlacht, s. Onosander, l. c., cap. 66; ed. Teubner, S. 12.

3) Siehe Griechische Kriegsschriftsteller, ed. Köchly u. Rüstow. T. II. Abt. I. Berlin 1855. Die Taktiker. S. 248.

ἄμαχοι (d. i. Nichtkombattanten) zählt Aelianus (cap. 2) die ἰατροί, ἀγοραίοι, δοῦλοι u. a., also Aerzte, Kaufleute u. a.[1]).

Vegetius, der unter dem Kaiser Theodosius dem Großen (379 bis 395), also zu Beginn der Völkerwanderung über das Kriegswesen schrieb (De re militari), um durch Schilderung der straffen Manneszucht früherer Zeiten den zeitgenössischen Heeren einen Spiegel vorzuhalten, durch den sie ersehen könnten, was zu tun sei, um wieder den alten römischen Kriegsruhm sich zu erwerben, sagt im zweiten Kapitel des III. Buches (ed. Teubner, S. 68), welches sich betitelt: „Quemadmodum salus gubernetur exercitus" und in welchem er ganz ausgezeichnete Ratschläge für die Marsch- und Lagerhygiene gibt: „Tägliche Uebungen sind nach der Meinung kriegserfahrener Männer der Gesundheit dienlicher, als die Aerzte". Einen Satz vorher aber sagt er: „eine der Hauptsorgen für den Feldherrn und sämtliche Befehlshaber im Heere müsse die Fürsorge für die Kranken sein" („ut aegri contubernales .... medicorum arte curentur"). Einiger anderer Stellen werde ich noch im Zusammenhang mit den Inschriften gedenken[2]) und hier nur dreier Militärärzte erwähnen, deren Namen uns überliefert sind.

Der Militärarzt, dessen Namen auch heute noch weit bekannt und berühmt ist, und dessen hinterlassenen Schriften durch Jahrtausende auf das höchste geschätzt wurden, Pedanios Dioscurides aus Anazarbos[3]) [s. Abb. 2[4])], diente zur Zeit des Claudius im

1) In dem alten Kommentar des Aelianus von Sixtus Arcerius, ed. Lugd. Batav. 1613, findet man unter den Notae auf Seite 102 folgende, die Zustände bei den Feldärzten des 17. Jahrhunderts beleuchtende Sätze: „Hodie etiam ad exemplum priscorum singulae cohortes suos habent Chirurgos, sed plerique stupidi et inepti asini: quibus miserorum salus et vita concreditur". In dem Werk des Kaisers Leo (s. S. 15, Anm. 2) findet sich l. c., S. 13 fast wörtlich die Aufzählung der „ἄμαχοι" wieder: „ἰατροί, δοῦλοι, ἔμποροι καὶ ἄλλοι ὅσοι κατὰ τὰς ὑπηρεσίας ἐπακαλουθοῦσι". Im Byzantiner Anonymus sind die Aerzte nicht erwähnt, derselbe unterscheidet, s. Köchly-Rüstow, l. c., T. II, Abt. I. S. 90, nur zwischen Kämpfern, Handwerkern und solchen, die für Lebensmittel sorgen.

2) Siehe S. 21, 28, 29, 39, 58, 64 u. 68ff.

3) Siehe Pedanii Dioscuridis Anazarbei de materia medica libri quinque, ed. Max Wellmann. Vol. I. Berolini 1907. S. 2, 4. Z. 16ff: „ἡμεῖς .... πολλὴν γῆν ἐπελθόντες — οἶσθα γὰρ ἡμῖν στρατιωτικὸν τὸν βίον — συναγηόχαμεν τὴν πραγματείαν ἐν πέντε βιβλίοις u. s. f., welche Stelle von Berendes in seiner Uebersetzung des Dioscurides (Des Pedanios Dioskurides aus Anazarbos Arzneimittellehre in 5 Büchern, Stuttgart 1902, S. 20) folgendermaßen übertragen wird: „Wir haben ... nach Durchwanderung vieler Länder — denn Du kennst unsere militärische Laufbahn — den Gegenstand in 5 Büchern bearbeitet u. s. f.

4) Zu Abbildung 2. Die Abbildung stammt aus der Iconographie grecque von Visconti, Paris 1811, Tafel 36 und ist im Textband (Tome premier) S. 304

römischen Heere und war eifrigst bestrebt, überall da, wohin er auf dem Marsche mit seiner Truppe kam, sich die Kenntnis der Heilpflanzen und anderer Heilmittel anzueignen. Um das Jahr 77 ver-

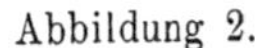

Abbildung 2.

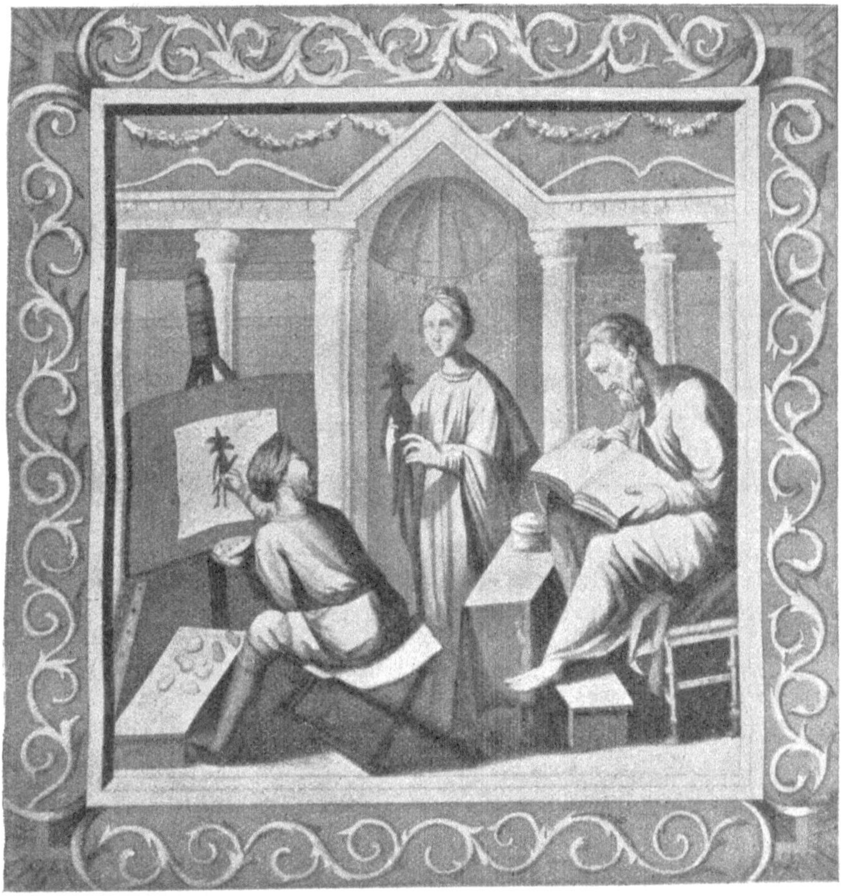

Dioscurides.

faßte er dann sein berühmtes, auf uns gekommenes Werk über die Arzneimittellehre „de materia medica“ (περὶ ὕλης ἰατρικῆς).

---

beschrieben. Sie ist einem alten Dioskuridesmanuskript aus der Wiener Bibliothek entnommen. Das Manuskript ist in Konstantinopel gegen Ende des 5. Jahrh. n. Chr. für Julia Anicia, die Tochter des byzantinischen Kaisers Olybrius niedergeschrieben. Die vorliegende Abbildung mit goldenem Hintergrunde bildet neben zwei anderen Abbildungen, auf welchen 14 berühmte Aerzte des Altertums porträtiert sind, den

Von den beiden anderen Militärärzten ist uns sogar der Truppenteil bekannt, dem sie angehörten, der eine, an den ein Brief des Kaisers Antoninus bekannt ist, der uns noch später beschäftigen wird[1]) (s. S. 56 u. 64), ist Aulus Numisius, medicus legionis II adjutricis[2]). Der andere, von dem Ammianus Marcellinus[3]) berichtet, ist ein gewisser Dorus, exmedicus Scutariorum, d. i. ein ehemaliger Arzt der Kaiserlichen Leibwache, der unter dem Gegenkaiser Magnentius (350 bis 353 n. Chr.) centurio rerum nitentium geworden war. Le Beau[4]) und Kühn[5]) identifizieren, nach meiner Ansicht ohne Berechtigung, die Stellung eines centurio rerum nitentium mit der eines centurio cohortis vigilum (s. S. 40ff.). Kühn glaubt aus dieser „Beförderung“ vom „medicus“ zum „centurio“ schließen zu dürfen, daß Dorus auf dem besten Wege zu den höchsten militärischen Ehrenstellen gewesen sei. Da diese Stelle die einzige uns bekannte ist, in der davon die Rede ist, daß ein Militärarzt eine höhere militärische Rangstufe erreicht (welche? ist freilich recht unbestimmt), so sei hier gleich betont, daß ein solches Avancement, wenn es überhaupt stattgefunden hat, sicher nur ausnahmsweise und äußerst selten sich ereignet hat.

All die Inschriften auf den uns überkommenen Votiv- und Grabsteinen, welche uns mehr als die Bücher von der Stellung der

---

Hauptschmuck des Manuskripts. Das Bild des Dioskuridès ist mit großer Wahrscheinlichkeit eine alte Kopie eines authentischen Bildnisses. Die Abbildung zeigt Dioskurides damit beschäftigt, seine Werke niederzuschreiben, während ein Maler für ihn die Wurzel der Mandragora abzeichnet; eine allegorische Frauengestalt, über der *Εὕρησις* (d. i. wissenschaftliche Forschung) steht, zeigt dem Maler die Wurzel, dei der Aberglaube mehr als die Wissenschaft so viele Wunder zutraute. Ueber die Mandragora s. Friedländer, Darstellungen aus der Sittengeschichte Roms. T. I. Leipzig 1888. S. 576.

1) Codex Justinianus. lib. X. tit. 53 (52). fr. 1, 6.

2) Die legio II adjutrix wurde von Vespasian im Jahre 70 gebildet, sie bestand zunächst aus Flottensoldaten, die erst bei ihrer Entlassung römische Bürger wurden, siehe Marquardt, r. Staatsverw. II² l. c. S. 450, 455, 511. Die Legion stand seit Mitte des 1. Jahrh. n. Chr. in Aquincum (O Buda), s. Corpus inscriptionum latinarum III, 3, p. 1697 und auch die Anm. 1 auf S. 26.

3) Ammiani Marcellini rerum gestarum libri, qui supersunt. ed. Teubner. Vol. I. XVI. 6. 2. p. 84: „Dorus quidam exmedico Scutariorum, quem nitentium rerum centurionem sub Magnentio Romae provectum rettulimus“.

4) Le Beau, Dix-huitième mémoire sur la légion romaine. Des diverses sortes de personnes attachées au service de la légion in den Mémoires de littérature tirés des registres de l'académie royale des inscriptions et belles lettres. T. XXXVII. Paris 1774. p. 238—239.

5) D. Carolus Gottlob Kühn, De medicinae militaris apud veteres Graecos Romanosque conditione. Programme I—VI, X und XI (VII—IX sind nie erschienen). Lipsiae 1824—1827. XI. p. 8.

römischen Militärärzte erzählen, und denen wir jetzt als Wegweisern folgen wollen, sie berichten uns nichts von Beförderungen dieser Art.

II. Die medici legionis.

Briau[1]) erwähnt an erster Stelle bei der Schilderung des Ranges und der Stellung der Militärärzte Roms die Aerzte der cohortes vigilum. So zweckmäßig dieser Beginn der Besprechung der einzelnen Rangstufen im römischen Heere bei den anderen Heeresangehörigen auch sein mag — sind uns doch, wie wir später (S. 40 ff.) sehen werden, allein von dieser Truppe vollständige Ranglisten bekannt, in denen Offiziere, Unteroffiziere und Soldaten nach ihrer Rangstellung geordnet sind —, so nehmen doch gerade bei dieser Truppe die Aerzte eine solche Ausnahmestellung ein, daß ich es für zweckdienlicher halten möchte, zunächst die normalen Rangverhältnisse des Arztes im römischen Heere zu besprechen. Diese treten uns am besten und klarsten bei den Legionen vor Augen.

Nach von Domaszewski[2]), dessen Ausführungen ich in Nachstehendem folge, stand an der Spitze der Legion, die zur Kaiserzeit etwa 6000 Mann stark war[3]), der legatus legionis, unter diesem stehen die tribuni, unter diesen wieder die Centurionen. Alle an Rang unter dem Centurio stehenden Chargen werden zu den Principales gerechnet. An erster Stelle sind hier die von von Domaszewski unter dem Ausdruck „taktische Chargen" zusammengefaßten Chargen zu erwähnen, welche allein zur taktischen Leitung der Truppe bestimmt sind, sie entsprechen etwa unseren Leutnants und Fähnrichen. „Alle anderen Chargen sind um diese taktischen Chargen wie um einen festen Kern gelagert." „Die über den taktischen Chargen stehende Gruppe wird hauptsächlich von Soldaten gebildet, welche zur Dienstleitung in die Stäbe der höheren Offiziere, die an Rang über den tribuni militum stehen, berufen sind; trotz ihrer verschiedenartigen Bezeichnung erscheinen sie nur als Differenzierung der Charge des beneficiarius." Die ganze Gruppe der Principales aber, die an Rang unter den taktischen Chargen steht, — von Domaszewski nennt sie Verwaltungsprincipales — werden unter der Bezeichnung Immunes zusammengefaßt. Zu diesen Immunes zählt Tarruntenus Paternus[4]), der Siegelbewahrer (ab epistolis) des Marc Aurel, auch als zu denen, welchen „aliquam

1) Briau, Du service de santé militaire. l. c. p. 42 ff.

2) von Domaszewski, Die Rangordnung d. r. H., l. c. S. 2 ff.

3) Marquardt, r. Staatsverw., l. c. II² S. 455, Anm. 6.

4) Digest. 50. 6. 7.

vacationem munerum graviorum[1]) condicio tribuit", gehörig die medici[2]).

In derselben Rangstufe zeigt uns die Legionsärzte auch eine Inschrift auf einer steinernen Tafel, welche im Jahre 1880 durch den damaligen Fürsten Alexander von Bulgarien vor der Zerstörung bewahrt und dem Museum in Sophia überwiesen wurde. Sie ist von einer detachierten Abteilung der elften Legion errichtet und stammt aus dem Jahre 155 n. Chr.

1.[3]) C. I. L. III. 7449. Kutlovica. — [Permissu (?) T. Flavi] Longini, leg(ati) Aug(usti), pr(o)pr(aetore) vexillat(io) leg(ionis) XI. Cl(audiae)[4]) sub cura Fl(avi) Maximi, (centurionis) leg(ionis) ejusdem, Severo et Sabiniano co(n)s(ulibus)

b(eneficiarius)[5]) co(n)s(ularis)

Ulpius Alexander

principales:

tes(serarius)	Jul(ius)	Aeternali[s]
tub(icen)	Aureliu[s]	Postumus
cornicem (sic!)	Valerius	Rufus
med(icus)	Aurel(ius)	Artem[o]

dann folgen nur noch zwei im(m)unes ven(atores), darauf die Namen der gemeinen Soldaten.

---

1) Marquardt, r. Staatsverw., II[2] l. c. S. 544 versteht unter „immunis" den vom Schanzdienst, Wachtdienst und Felddienst teilweise oder ganz befreiten Soldaten. Häser in Virchow-Hirsch's Jahresberichten, 1871. II. S. 356, glaubt, daß unter „munera graviora" der Dienst mit der Waffe gemeint sei.

2) von Domaszewski hat in der „Rangordnung d. r. H.", l. c. S. 48 die principales einer Legion (es sind ihrer 84) zusammengestellt. Unter den Principales der Verwaltung, die an letzter Stelle rangieren, stehen die medici etwa in der Mitte. Unter ihnen stehen vom Sanitätspersonal die capsarii (Lazarettgehilfen), librarii (Schreiber) und die discentes capsarium (Lazarettgehilfenschüler), während die Lazarettverwalter (optiones valetudinarii) eine wesentlich höhere Stellung einnahmen. Ueber das Sanitätspersonal s. Haberling, Die Militärlazarette im alten Rom. Sep.-Abdr. aus der Deutschen militärärztl. Zeitschrift. 1909. H. 11. S. 18—25.

3) Zu den Inschriften: Die Inschriften entstammen zum größten Teil dem Corpus inscriptionum latinarum = C. I. L., ferner dem Corpus inscriptionum graecarum = C. I. Gr. Der in eckige Klammern gesetzte Text ist dem Sinne nach hinzugefügt, der in runde gesetzte zeigt die Abkürzungen ausgeschrieben. Zuerst ist die laufende Nummer, dann die Fundstelle, schließlich der Fundort verzeichnet. Siehe auch den Abschnitt: Die Standorte der Militärärzte. S. 75.

4) Ueber die legio XI. Claudia s. Inschrift Nr. 4. Anm. und Ephemeris epigraphica. IV. S. 524 u. 530.

5) Die Bedeutung der einzelnen Chargen ist bei Marquardt, r. Staatsverw., II[2] l. c. S. 545 ff., sowie bei von Domaszewski in der „Rangordnung d. r. H.", l. c. zusammengestellt.

Diese Inschrift ist ebenso wie die folgende sehr lehrreich, da wir aus beiden ersehen, daß einer vexillatio einer Legion, d. i. also einer abkommandierten Abteilung, in vorstehender Inschrift einer Centurie, ein Arzt beigegeben ist. Da unmöglich anzunehmen ist, daß während der Dauer der Abwesenheit der Centurie die Legion ohne Aerzte gewesen ist, so geht meines Erachtens aus diesen Inschriften unzweifelhaft hervor, daß jede Legion mehrere Aerzte gehabt hat. Wie groß aber die Zahl der Aerzte bei jeder Legion gewesen ist, darüber können nach dem heut vorliegenden Inschriftenmaterial nur ganz ungewisse Vermutungen herrschen. Es wäre ja nach unseren heutigen Anschauungen denkbar, daß jede Kohorte[1]), die 500 Mann stark war, einen Arzt gehabt hätte, dann hätte billigerweise die erste Kohorte, die doppelt so stark war, 2 Aerzte haben müssen. Aber kein Text eines Schriftstellers des Altertums kommt dieser Annahme zu Hilfe, wenn wir uns nicht auf eine Stelle der Tactica des oben schon erwähnten Kaisers Leo (s. S. 15, Anm. 2) beziehen wollen in der Voraussetzung, daß er Verhältnisse des Altertums auf seine Zeit übertragen hat. Derselbe schreibt nämlich im Cap. IV, 6 seiner „Tactica"[2]), daß besondere Chargen noch in jeder Heeresabteilung (*τάγμα ἤτοι βάνδον*) vorhanden wären, unter diesen zählt er auch die *ἰατροί* auf. Da ein *βάνδον* nach demselben Schriftsteller[3]) nicht mehr wie 400 und nicht weniger wie 200 Mann stark sein sollte, so würde diese Abteilung ungefähr der Kohorte einer Legion der Kaiserzeit entsprechen[4]).

---

1) Cincius, der frühestens zu Cäsars Zeit lebte, schreibt in einem uns erhaltenen Bruchstück eines Buches „de re militari", Buch 6. „In legione sunt centuriae sexaginta, manipuli triginta, cohortes decem." S. A. Gellii Noctium Atticarum. Lib. XVI. IV. 6. ed. Teubner. II. S. 164.

2) Es heißt daselbst: „*εἰσὶ δὲ καὶ ἕτεροι καθ' ἕκαστον τάγμα ἤτοι βάνδον διωρισμένοι, οἷον βανδόφοροι, σαλπιγκταὶ ἤγουν βουκινάτορες, θεραπευταὶ, ἰατροὶ, οἱ καὶ διποτάτοι, καὶ μανδάτωρες* u. s. f., s. auch IV. 15. Ueber die Heeresgliederung in byzantinischer Zeit nach dem Buche *Στρατηγικόν* des Maurikios (582—602) s. Jähns, Geschichte der Kriegswissenschaften. I. Abt. München und Leipzig 1889. S. 153.

3) Ibid. Cap. IV. 45 u. 49.

4) Ueber die Zahl der Legionsärzte herrschen die größten Meinungsverschiedenheiten. Le Beau, l. c. S. 236 sagt „chaque légion avait son Médecin", ebenso ist Kühn, l. c. V., S. 6 dieser Ansicht (s. S. 39, Anm. 3). Boecler in „De legione Romana", Thesaurus antiquus, Tom. X., p. 1469 meint, die Zahl der Legionsärzte habe 10 betragen, eine Ansicht, die von vielen anderen Schriftstellern geteilt wird. Hecker, Geschichte der Heilkunde, Berlin 1829, Bd. II., S. 279 sagt: „Wir dürfen mit Bestimmtheit annehmen, daß die feldärztliche Begleitung der Legionen aus einem Legionsarzt und zehn Kohortenärzten bestanden habe". Briau, Du service

Die Legionsärzte, sie heißen stets medici legionis, nicht etwa cohortis, waren sicher zum weitaus größten Teile in Reih und Glied einrangierte Soldaten.

Zwei Inschriften bezeichnen die medici direkt als milites. Beide stammen von Legionen, die lange Zeit in Deutschland gestanden haben, wenn auch die zweite fern von Deutschland gefunden wurde.

2. C. I. L., XIII., 7943. — Iversheim/Eifel. Genio vexillationis[1] l(egionis) primae M(inerviae) p(iae) f(idelis) M(arcus) Sabinianus Quietus, miles medicus, Antonio quartum et Vero iterum co(n)s(ulibus).

Die legio I Mivervia p. f. stand lange Zeit im Castrum von Bonn[2]. Die Inschrift stammt aus dem Jahre 161 n. Chr.

3. [s. Abbildung 3[3]]. C. I. L. III. 14347[5]. Aquincum. D(iis) M(anibus) T(ito) Aur(elio) Numeri(o), militi medico leg(ionis) XXII pr(imigeniae) p(iae) f(idelis), et G(ajo) Jul(io) Me[r]catori, militi leg(ionis) eju[sdem]. . . .

Die legio XXII Primigenia[4]) stand von ihrer Gründung unter Claudius bis zum Untergang des Römerreichs mit kurzen Unterbrechungen in Mainz.

Ueber einen überraschenden Fund berichtet Liebl[5]. Im Jahre

---

de santé militaire, l. c. p. 76 u. 77 schätzt die Zahl der Aerzte auf 17—21 pro Legion, andere haben noch höhere Zahlen, doch halte ich alle diese Zahlen für sehr unwahrscheinlich. Die Stellung eines Legionsarztes war anscheinend nicht so beneidenswert, daß man annehmen könnte, daß sich Aerzte in solchen Haufen zu ihr gedrängt hätten. Marquardt, r. Staatsverw., II² l. c. S. 556 hält es für wahrscheinlich, daß, wie in den militärischen Bureaus unter den Militärbeamten Freigelassene und Sklaven arbeiteten, so auch den Aerzten liberti und servi als Hilfskräfte beigegeben wurden.

1) Näheres über die verschiedenen Arten der im Heere verehrten Gottheiten s. bei von Domaszewski, Die Religion des römischen Heeres. Westdeutsche Zeitschrift für Geschichte und Kunst. Trier 1895. Bd. XIV. S. 1 ff. s. bes. S. 104 ff.

2) Näheres über die Legion bei O. Schilling, De legionibus Romanorum I. Minervia et XXX. Ulpia. Leipziger Studien. XV. 1895. Sabinianus ist daselbst unter Nr. 42 aufgeführt.

3) Die Abbildung 3 ist dem Beiblatt der Jahreshefte des österr. archäol. Instituts II. 1899, S. 61 entnommen. Das Caprikorn im Giebel ist das Abzeichen der 22. Legion. Da der Grabstein aktiven Soldaten gesetzt ist, so dürfte die Anwesenheit in Aquincum mit einer von Mainz nach Pannonien abgesandten Vexillatio zu erklären sein.

4) Siehe Weichert, Die legio XXII Primigenia. Westdeutsche Zeitschrift für Geschichte und Kunst. Jahrg. 1902 u. 1903. Die Inschrift findet sich in Bd. XXII (1903) S. 191 unter Nr. 238.

5) Liebl, Zum Sanitätswesen im römischen Heer. Wiener Studien. 1902. S. 381—385.

1902 wurde in Kistanye in Ungarn, dem alten Burnum, ein Stein gefunden, der folgende Inschrift trägt:

4. Wiener Studien 1902. — Burnum . . . S]atr[ius f(ilius)] Cam(ilia) Rufus, Ravenna, miles leg(ionis) XI C(laudiae) p(iae) f(idelis)[1], centuria Fabrici Veri, ann(orum) XXXIII, stip(endiorum) XV, t(estamento) f(ieri) j(ussit). C(ajus) Muscius Maternus et C(ajus) Asuvius Crescens her(edes) f(aciendum) c(uraverunt).

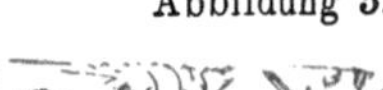

Abbildung 3.

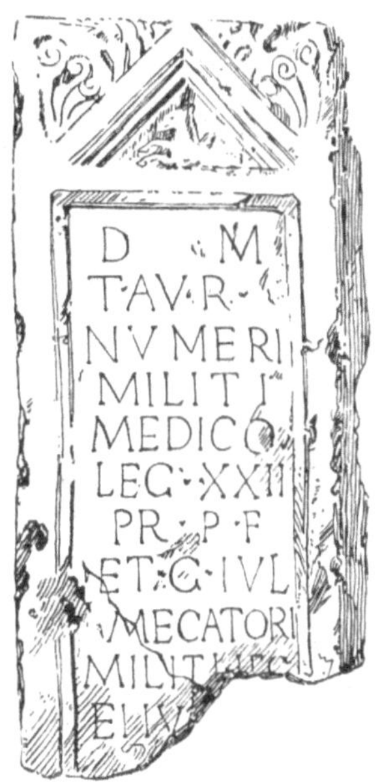

Grabstein des medicus miles Titus Aurelius Numerius von der legio XXII primigenia pia fidelis.

Wie man erkennt, handelt es sich in dieser Inschrift um einen Legionssoldaten der elften Legion, dem seine Erben einen Grabstein setzten. Man würde nie auf den Gedanken kommen, daß dieser Soldat Arzt gewesen sei, wenn nicht das Relief unterhalb der Inschrift (s. Abbildung 4) uns direkt auf diese Annahme hinführte. Wir

---

1) S. auch Inschrift Nr. 1. Die legio XI., die wegen ihres Verhaltens beim Aufstande des Legaten Furius Camillus Scribonianus zusammen mit der XXI. Legion im Jahre 42 n. Chr. durch den Beinamen Claudia pia fidelis ausgezeichnet worden war, stand von Augustus bis Vespasian in Dalmatien und hatte in Burnum ihr Lager. Der Stein stammt aus dem 1. Jahrhundert n. Chr., später war die Garnison Vindonissa (um 70 n. Chr.), in noch späterer Zeit Durostorum (bei Silistria).

erkennen nämlich in den Stein gemeißelt ein ärztliches Besteck. Dasselbe besteht aus einem zweiteiligen aufgeklappten Etui, in das beiderseits je drei chirurgische Instrumente in Querleisten (wie noch heute) eingelegt sind; in der linken Seite ein Skalpell und zwei scharfe Haken, von denen der eine an seinem anderen Ende spatelförmig aus-

Abbildung 4.

CAMRVFVS
AVENNA·MILES
LEG·XI·C·P·F
FABRICI·VERI
ANN·XXXIII·STIP·XV
T · F · I
C·MVSCIVS·MATERNVS
ET

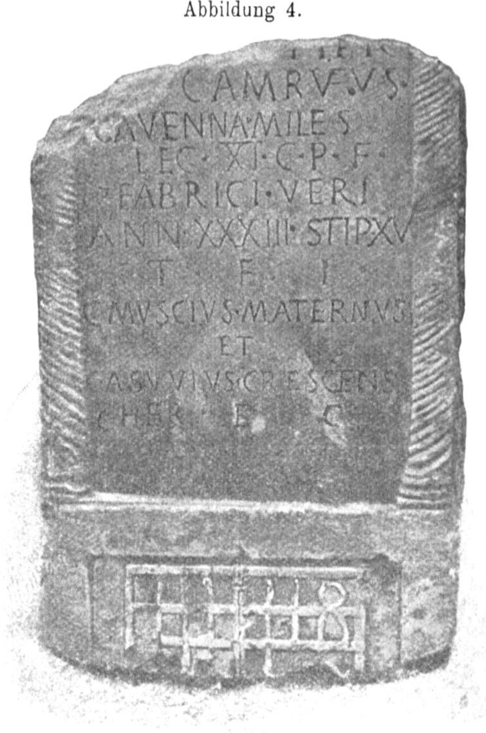

Grabstein des Soldaten der legio XI Claudia Satrius Rufus, welcher durch das Relief unterhalb der Inschrift, das ein ärztliches Besteck darstellt, als Arzt gekennzeichnet wird.

läuft, rechts wieder zwei Skalpells und eine Zange mit zwei verschieden langen Branchen, nach Liebls Ansicht zum Débridement[1]). Abgesehen davon, daß die Darstellung von ärztlichen Bestecken auf Steinen äußerst selten ist [außer dem oben beschriebenen sind nur

1) Liebl, l. c., identifiziert die Zange mit einer bei Scultetus beschriebenen: „Fig. I, est forceps alia cum rostro psittacino, qua utimur in fracturis cranii, quando frustulum ossis, quod membranas cerebri vel pungit vel deprimit, auferendum“.

noch 4 bekannt[1])], so macht die Darstellung des Bestecke auf dem Grabstein es nach meiner Ansicht äußerst wahrscheinlich, daß Satrius Rufus ein Militärarzt war. Es ist nun außerordentlich beachtenswert, daß dieser einer Centurie zugehörte und als einfacher miles ohne den Zusatz „medicus“ bezeichnet wurde. Wie wir später sehen werden (s. Nr. 30, S. 36 und 43), gehören bei den Prätorianerkohorten sowie bei den Vigiles die Aerzte nicht zum Stande der Centurie, sondern waren nur einer solchen zur Verpflegung usw. zugeteilt, gehörten sonst aber zum Stabe der Kohorte. War das Verhältnis bei den Legionen ein anderes? Waren bei diesen die Aerzte in die Centurien fest eingereiht? Nach dieser einen Inschrift läßt sich natürlich eine bestimmte Antwort auf diese Fragen nicht geben. Dagegen spricht nach unseren heutigen Kenntnissen nichts. Nicht zu beantworten ist die Frage, ob und in welchem Umfange der Arzt zur Behandlung der Mitglieder anderer Centurien verpflichtet war. Jedenfalls läßt uns dieser hochinteressante Fund vermuten, daß so mancher Grabstein, auf dem der Gestorbene einfach als miles legionis bezeichnet ist, die Gebeine eines Militärarztes deckte.

Daß die Legionsärzte in Reih und Glied einrangierte Soldaten waren, wird auf anderen Inschriften durch den Ausdruck ordinarius bezeichnet. Ein medicus ordinarius ist nach von Domaszewski[2]) ein Arzt, „qui in ordine meret“, d. i. eben ein Soldat.

---

1) Die 4 anderen Bestecke sind von E. Petersen in den Mitteilungen des Kais. Deutsch. archäol. Instituts, röm. Abteil., Bd. XV, Rom 1900, S. 173, Text und Anm. 2 zusammengestellt. Zwei von diesen sind in den Berichten über die Verh. der Kgl. Sächs. Ges. der Wissensch. zu Leipzig, phil. histor. Klasse, 1861, IV in dem Aufsatz von Jahn, „Ueber die Darstellungen antiker Reliefs, welche sich auf Handwerk und Handelsverkehr beziehen“, auf Tafel IX unter Nr. 10 u. 11 abgebildet, ein weiteres bei Gurlt, Geschichte der Chirurgie, I, S. 313, das vierte in dem oben erwähnten Aufsatz von Petersen, „Der Sarkophag eines Arztes“. Näheres über dieselben bei Jahn, l. c., S. 330, Anm. 146 und bei Petersen. In der Veröffentlichung von Petersen ist auf dem Relief auch der Arzt selbst sitzend und lesend abgebildet, auch das vollständige Relief, aus dem bei Jahn, IX, 11 nur das Besteck abgebildet ist, zeigt einen lesenden Arzt.

2) von Domaszewski, Die Rangordnung d. r. H., l. c., S. 45. S. auch Mommsen, Ephemeris epigraphica, IV, S. 530: „Significant, qui se dicunt medicos ordinarios, se merere in numeris“. Ueber den Ausdruck „ordinarius“ herrschten früher die verschiedensten Ansichten: Droysen, Das Militärmedizinalwesen der r. Kaiserz., l. c., S. 39 meint, der medicus ordinarius stehe an Rang über dem medicus schlankweg; Marquardt, r. Staatsverw., II.· 2, l. c., S. 556 übersetzt m. ordin. mit „Stabsarzt“; Ohlenschlager, Berichte der Münchener Akademie, 1872, S. 325 übersetzt „ordinarius“ mit „ordentlich“ und hält den med. ord. für einen Arzt, der seine Wissenschaft auf einer schola medicorum gelernt habe;

Eine Inschrift stammt von der Südostgrenze Ungarns:

5. C. I. L. III. 4279. „Környe bei Totis (Adiaum)“ — D(iis) M(anibus) Victoriae Verinae, conjugi pientissimae, domu Foro Hadrianensi, provincia Germania Inferiori, vix(it) ann(is) triginta Aemilius Deciminus, medicus ordinarius leg(ionis) primae adj(utricis)[1]), maritus bene meritae fac(ere) cur(avit).

Die Inschrift findet sich auf einem Marmorsarkophag, sie ist eine Grabschrift, die ein Militärarzt seiner aus dem fernen Voorburg in Holland ihm gefolgten, früh verstorbenen Gattin gesetzt hat. Von großem Interesse ist die Tatsache, daß Deciminus, trotzdem er aktiver Soldat war, doch verheiratet war. War doch bis zur Zeit des Septimius Severus sonst den Soldaten verboten zu heiraten[2]). Unter den 62 uns aus Inschriften bekannten Militärärzten sind 14[3]), also ein ganz beträchtlicher Prozentsatz verheiratet. Es wäre nun sehr interessant, wenn man wüßte, aus welchem Grunde das Eheverbot bei den Militärärzten nicht durchgeführt wurde. Doch ist hierüber nicht das Geringste bekannt. Vielleicht war für die Lizenz mitbestimmend, daß es sehr schwer war, Aerzte in genügender Anzahl für das Heer zu bekommen, so daß ihnen alle möglichen Konzessionen gemacht wurden, um sie zu halten, vielleicht auch dienten die einmal eingestellten Aerzte länger als der gewöhnliche Soldat (s. z. B. Nr. 8, über die Dienstzeit siehe S. 56 ff.), so daß deswegen die strengen Bestimmungen nicht aufrecht erhalten werden konnten.

Briau, Du serv. de sant. mil., l. c., S. 80 liest „ordinatus“ und ist der Ansicht, mit dem Titel sei ein Militärarzt gemeint, der seine Tätigkeit eben erst aufgenommen habe.

1) Die Notizen über die einzelnen Legionen sind größtenteils dem Artikel Legio von R. Cagnat im Dictionnaire des Antiquités, T. III, deuxième partie, Paris 1904 entnommen. Die legio I adjutrix wurde wahrscheinlich unter Nero im Jahre 68 n. Chr. aus Flottensoldaten gebildet, seit 114 ist sie in Pannonien nachweisbar.

2) Ueber das Eheverbot bei den römischen Legionssoldaten s. Marquardt, r. Staatsverw., II², l. c., S. 560—562. Die Legionssoldaten konnten als römische Bürger mit Frauen der Provinz kein justum matrimonium eingehen. S. auch den Brief des Präfekten Lupus aus dem Anfang des 2. Jahrh. n. Chr. bei Wilcken. Aegyptische Urkunden aus dem Königlichen Museum zu Berlin. Griechische Urkunden, Bd. I, Berlin 1895, S. 131, Zeile 11: „οὐ γὰρ ἔξεστιν στρατιώτην γαμεῖν“. S. auch Cagnat, der Artikel Legio im Dictionn. des Antiquités, l. c., S. 1004, Anm. 3 u. 4 und Liebenam, der Artikel Exercitus in Pauly-Wissowa, Reallexikon des klass. Altertums, Bd. VI, 2.

3) S. auch Nr. 8, 10, 14, 16, 18, 22, 27, 29, 37, 41, 54 und die beiden als gefälscht erklärten Nr. 25 und 26.

Nach Germania superior führen uns die beiden nächsten Inschriften, die beide in Regensburg gefunden wurden und wahrscheinlich beide von Aerzten der legio III Italica[1]) handeln, wenn auch in Nr. 6 die Legion nicht genannt ist.

6. C. I. L. III. 5959. Castra Regina. — Have mihi Luciliane! Ulp(io) Luciliano, medico ordinario.

Von der zweiten Inschrift sind nur noch spärliche Reste vorhanden, die gedeutet werden:

7. C. I. L. III. 6532. Castra Regina. — . . . . [med(icus) ord]inar[ius leg(ionis) III It]alicae.

Aus Lambaesis in Algier, dem Standquartier der dritten Legion, in dem wir das beste überhaupt erhaltene Beispiel eines römischen Legionslagers noch heute vorfinden[2]), stammt die folgende Inschrift:

8. C. I. L. VIII. 18314. Lambaesis. — D(iis) M(anibus) C(ajo) Papirio Aeliano, medico ordinario leg(ionis) III Aug(ustae), vix(it) annis octaginta quinque, m(ensibus) septem, diebus quindecim, Papiria Vitalis conjugi dignissimo.

Papirius Aelianus ist mit dem stattlichen Alter von 85 Jahren der Nestor aller uns bekannten Militärärzte Roms.

Mommsen ergänzt eine weitere Inschrift aus dem alten Lanuvium, südöstlich Roms, wie folgt:

9. C. I. L. XIV. 4178[b]. — Lanuvium — [? . . . . medico ordinario leg(ionum) duarum XXII p]rimi(geniae)[3]) Germ(anicae) p(iae) f(idelis) item Germ[anicae] XXX U(lpiae) v(ictricis)[4]), qua[estori], patrono et c[i]v[i, ordo] juvenum Lanivin(orum) ob merita ejus.

Bei der Unbestimmtheit der Deutung muß man selbstverständlich auch mit den Schlüssen, die man aus dieser Inschrift ziehen könnte, vorsichtig sein. Daß ein Arzt nacheinander bei zwei Truppenteilen stehen kann, sehen wir auch in Nr. 44. Die hohe Achtung, die der Mann, dem die Tafel geweiht ist, genoß, spricht nicht dafür, daß er ein einfacher Legionsarzt war.

---

1) Die legio III Italica lag seit ihrer Gründung, d. h. seit der Zeit des Markomannenkrieges zwischen 166 und 170 n. Chr. in Regensburg. Sie war von Marc Aurel errichtet und bestand nur aus Italikern, s. Marquardt, r. Staatsverw., II[2], l. c., S. 451, Anm. 1.

2) S. Cagnat, L'armée Romaine d'Afrique, Paris 1892; auch Kühnel, Stätten der Kultur, Algerien 1909, S. 48—53.

3) Wegen des Standortes der legio XXII primigenia s. S. 22, Anm. 4. Die Inschrift findet sich bei Weichert, l. c., Bd. XXII, S. 174 unter Nr. 271.

4) Die legio XXX. Ulpia victrix, von Trajan gegründet, war lange Zeit die Besatzung von Castra Vetera (bei Xanten), s. S. 22, Anm. 2. Eine vexillatio der Legion stand auch in Düsseldorf. S. Schilling. l. c. S. 57.

Als römische Legionssoldaten waren die medici legionis auch römische Bürger[1]), ihrer Nation nach waren sie, wie wir aus den Namen[2]) der Aerzte erkennen können, meistens griechischen Ursprungs. Eine Inschrift deutet darauf hin, daß in der ersten Zeit des Kaisertums auch Freigelassene als Aerzte den Legionen beigegeben wurden, die dann natürlich nicht als Legionssoldaten eingereiht wurden. Sie lautet:

10. C. I. L. XIII. 5208. Vindonissa (Gebisdorf). — Ti(berio) Claudio Hymno, medico leg(ionis) XXI Claudiae Quietae[3]), [uxori] ejus Atticus patronus.

Höchstwahrscheinlich stammt diese Inschrift aus dem ersten Jahrhundert n. Chr.

Ueber die Stellung der anderen Legionsärzte, welche ohne Zusatz einfach als medici legionis bezeichnet werden, kann man verschiedener Ansicht sein. Nach meiner Ansicht ist es aber in hohem Grade wahrscheinlich, daß die weitaus meisten medici in die festgefügte Organisation des römischen Heeres mit einbezogen waren, d. h. daß sie den Legionen nicht nur beigegeben waren, sondern an Rang und Stellung den eben erwähnten medici milites und medici ordinarii gleich standen.

Die Legionsärzte waren an Rang alle gleich und hatten keine ärztlichen Vorgesetzten[4]), dagegen unterstanden sie selbstverständlich militärischen Vorgesetzten. Im Standlager war dieser Vorgesetzte der Lagerpräfekt; so schreibt Vegetius (s. S. 16) im liber II. 10 seiner Schrift: De re militari: „aegri contubernales et medici, a quibus curabantur, expensae etiam ad ejus (praefecti castrorum) industriam pertinebant", d. h. also „die Lazarettkranken und Aerzte[5]), von denen sie behandelt wurden, auch die aus der Verwaltung des Lazaretts resultierenden Ausgaben unterlagen der Kontrolle des Lagerpräfekten". Da wir nun wissen[6]), daß die Tri-

---

1) S. Mommsen, Die Konskriptionsordnung der römischen Kaiserzeit. Hermes 1884. Bd. 19. S. 1ff. S. auch Marquardt, r. Staatsverw. l. c. S. 556 u. S. 11 der vorliegenden Arbeit, s. auch ebenda Anm. 4.

2) So Nr. 10, 23, 28, 32, 34, 35, 36, 39, 40, 42, 45.

3) Die legio XXI war unter Augustus in Xanten in Garnison, wurde beim Tode Neros die Besatzung der gewaltigen Römerfeste Vindonissa (Windisch) in der Schweiz, nach 70 war sie in Mainz, wahrscheinlich ist sie schon 89 n. Chr. aufgelöst. S. S. 23, Anm. 1, auch Brunner, Die Spuren der römischen Aerzte auf dem Boden der Schweiz. Zürich 1894. S. 21.

4) Gegenteilige Ansichten s. S. 25, Anm. 2 und S. 39, Anm. 2.

5) Ueber Lagerärzte, s. S. 37ff.

6) Marquardt, r. Staatsverw., II², l. c., S. 460.

bunen zur Kaiserzeit gewisse Funktionen, die ihnen sonst oblagen, an den praefectus castrorum abgegeben haben, so dürfte umgekehrt der Schluß erlaubt sein, daß überall da, wo es einen praefectus castrorum nicht beim Heere gab, also auf dem Marsche und in den Feldlagern, die tribuni der Legion die Vorgesetzten der Aerzte gewesen sind. Diese Annahme wird durch zwei Stellen aus Schriftstellern unterstützt. Einmal lesen wir in den Digesten (Dig. 49. 16. 12. 2) als letzte Pflicht des Tribunen bezeichnet: „valetudinarios inspicere". In gleicher Weise wie der Lagerpräfekt dürfte nun der Tribun außer über die Kranken auch über die diese behandelnden Aerzte die Aufsicht ausgeübt haben. Auch Flavius Vopiscus[1]) berichtet von einem Briefe des Kaisers Aurelian (270—275) an den Tribunen, in dem er diesem bezüglich des Verhaltens der Aerzte Vorschriften gibt (Näheres s. S. 58).

Ein eigenartiges Vorgesetztenverhältnis deutet v. Domaszewski[2]) so, daß es möglicherweise auch einen Arzt auf dem Exerzierplatz gegeben habe, der unter einem „curagens evocatus"[3]) dort tätig gewesen sei. Die Inschrift, die darauf hindeutet, lautet:

11. C. I. L. III. 3413. — Aquincum. — Asclepio et Hygiae Mar(cus?) Marcellus, med(icus) sub c(ur)a(gente) P(ublio) Va[l(erio)] praesent(e) evok(ato), v(otum) s(olvit) l(ibens) m(erito).

Sehen wir uns weiter nach Inschriften um, die uns etwas Besonderes von den Legionsärzten zu sagen haben, so stoßen wir auf eine, deren Text ohne weiteres nicht verständlich erscheint. Sie macht uns mit dem jüngsten, bisher bekannten Legionsarzt bekannt (s. Nr. 8 dagegen):

12. C. I. L. III. 14216[2]. Drobeta[4]). — D(iis) M(anibus) M(arcus) Val(erius), M(arci) f(ilius), Longinu[s], med(icus) leg(ionis) VII Cl(audiac)[5]), ornat(us) ornament(is) decu[r(ionalibus)] a splendid(issimo)

---

1) Flavius Vopiscus, Scriptores historiae Augustae. Divus Aurelianus. VII. 8. ed. Teubner. II. S. 153.

2) v. Domaszewski, Die Rangordnung des r. H. l. c. S. 45.

3) Siehe v. Domaszewski, Die Rangordn. d. r. H. l. c. S. 75. Die evocatio war das Recht der Principales der cohortes praetoriae und urbanae, nach vollendeter Dienstzeit in das Corps der evocati berufen zu werden. Die evocati bildeten die unterste Stufe des Kaiserlichen Generalstabs und fanden unter anderem auch als Exerziermeister Verwendung. Als solche wurden sie einzeln den Legionen zugeteilt.

4) Siehe Archäologisch-epigraphische Mitteilungen. XIX. S. 216. Drobeta, der Brückenkopf Mösiens am linken Ufer der Donau (bei Turn Severin), heißt seit Hadrian: „Muncipium Hadrianum Drobetensium".

5) Die legio VII Claudia hatte ihr Standlager in Viminacium (Kostolatz) in Moesia superior. cf. C. I. L. III. p. 264.

ordin(e) m(unicipii) H(adriani) D(robetensium), vix(it) an(nis) XXIII, M(arcus) Victorius [L?]anio et Victoria [Gem]ina fil(io) pien[t(issimo)] p(osuerunt).

Jung[1]) deutet die Inschrift so: „ehe er das gesetzliche Alter eines Dekurionen (d. i. 25 Jahre) erreicht hatte, starb er".

Einer Inschrift wäre noch zu gedenken, weil auf ihr die so seltene Anerkennung eines Arztes zum Ausdruck kommt:

13. Bégin[2]). „Frakelfing, Kreis Saarburg". Marcellano, med(ico) d(efuncto) leg(ionis) VIII[3]), com[militones] g[rat]i p[osu]er[e monumentum].

Die anderen Inschriften geben uns ein anschauliches Bild von der über die ganze Welt verbreiteten römischen Heeresmacht. Es sind meist Grabinschriften.

In Italien wollen wir beginnen:

14. C. I. L. V. 4367. — Brixia. — D(iis) M(anibus) L(ucii) Caeli(i) Arriani, medic(o) legionis II Italic(ae)[4]), qui vix(it) ann(os) XXXXVIII, menses VII, Scribonia Faustina co[n]jugi carissimo.

15. Siehe Abbildung 5[5]). In Mainz wurde gefunden:

C. I. L. XIII. 6700. Mogontiacum. — [Jovi] O(ptimo) M(aximo) [Anto]nius Vale[n]s, medicus leg(ionis) IIII Mac(edonicae)[6]).

Aus O Buda in Ungarn stammen zwei Inschriften:

16. C. I. L. III. 3537. Aquincum. — [. . .]miae, medic[o] leg(ionis) IIII Fl(aviae)[7]), m[a]rito pientis[si]mo, Aur(elia) Maj[?], uxor infe[liciss(ima)].

---

1) Mitteilungen aus Apulum. Jahreshefte des österr. archäologischen Instituts. Wien 1900. Bd. III. Beibl. S. 185.

2) Bégin, Lettres sur l'histoire médicale du nord-est de la France. Metz 1840, in den Mémoires de l'Académie royale de Metz XXI Année 1839—1840. 4. Brief. S. 97.

3) Die legio VIII Augusta, seit 70 n. Chr. in Germania superior, hatte nach Niederwerfung des Gallieraufstandes Straßburg zur Garnison.

4) Die legio II Italica ist auch von Marc Aurel errichtet, s. S. 27, Anm. 1. Sie stand lange Zeit in Lauriacum (Lorch bei Enns, Oesterreich).

5) Der Stein wurde von Fuchs in der alten Stadtmauer vor dem Peterstor in Mainz gefunden und stand s. Z. mit anderen römischen Steinen vor dem kurfürstlichen Schloß. Er ist jetzt nicht mehr vorhanden. Eine andere Lesart lautet: „D(iis) M(anibus) [Lici]nius" usw.

6) Die legio IIII Macedonica stand seit Claudius in Mainz, sie wurde bereits von Vespasian aufgelöst, s. Marquardt, r. Staatsverw. II². l. c. S. 449.

7) Die legio IIII Flavia trat unter Vespasian an Stelle der legio IIII Macedonica, s. o., ihre Garnison war möglicherweise bei Belgrad (Singidunum).

Anscheinend auch um einen Legionsarzt handelt es sich bei

17. C. I. L. III. 14349[7]. — Aquincum. — C(ajus) Nundinius Optervius med(icus) stip(endiis) XIII.

Die nächsten 4 Inschriften stammen aus Lambaesis, über das wir bereits bei Erwähnung eines medicus ordinarius (S. 27) gesprochen haben[1]).

18. C. I. L. VIII. 2834. Lambaesis. — D(iis) M(anibus) P(ublio) Calventi[o], Quinti f(ilio), German[o], med(ico), vix(it) an(nis) septuaginta [duobus] Publius Calventiu[s] Italicus, sig(nifer) leg(ionis) III Aug(ustae), patri piissim[o] fecit[2]).

Abbildung 5.

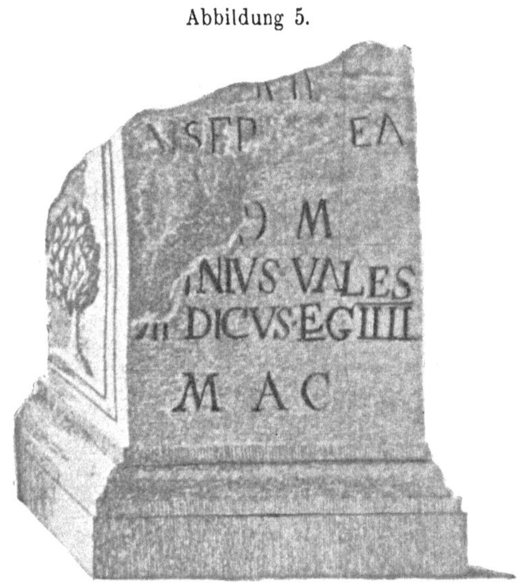

Votivstein, den der Arzt der legio IIII Macedonica dem Jupiter weiht.

19. C. I. L. VIII. 2872. Lambaesis. — D(iis) M(anibus) T(itus) Flavius Italus, med(icus) leg(ionis) III Aug(ustae), v(ixit) a(nnos) X . .? . . [m(enses)] de(cem) M(arcus) Clem[en]s fratri carissimo.

20. C. I. L. VIII. 2874. Lambaesis. — D(iis) M(anibus) T(ito) Fl(avio) Onesiphoro, med(ico) leg(ionis) III Aug(ustae), Aemilius Felix scri(psit).

---

1) Aufgezählt sind die Aerzte auch bei Cagnat, L'armée Romaine d'Afrique. Paris 1892. S. 235ff.

2) Ob der greise Arzt wirklich Militärarzt war, ist nicht sicher, aus der Inschrift geht nur hervor, daß er der Vater eines signifer der legio III Augusta war.

21. C. I. L. VIII. 2951. Lambaesis. — D(iis) M(anibus) M(arco) Claudiano, medico leg(ionis) III Au[g(ustae)], vix(it) an(nis) XX . .? . . . . fratri carissimo.

Zwei weitere Inschriften wurden in Aegypten gefunden und haben griechischen Text:

22. C. I. Gr. 5088. „Pselchi heut Dakkeh". — *Αὐφίδιος Κλήμης, ἰατρὸς λεγιῶ(νος) βκ*[1]*, τ[ὸ] προσκύνη[μα] ἐπόησα παρὰ τῷ κυρίῳ Ἑρμῇ Πωλλ[ίτ]ης καὶ τῶν ἰδίων πάντων.*

Die Inschrift ist sehr schwierig zu entziffern[2], sie besagt, daß der Legionsarzt Aufidius Clemens dem Hermes Trismegistos, in dessen Tempel die Inschrift gefunden wurde, ein Weihgeschenk darbringt.

23. C. I. Gr. 4766. Thebae (Aegypten). — *Μνησθῇ Ἀσκληπιάδης, ἰατρὸς λεγεῶ[νος] β Τραι[ανῆς] ἰσχυρᾶς, ἔτει Ἀντωνίνου Μεχὲρ α'.*

Auch diese Inschrift wird verschieden gedeutet; sie ist dem Andenken des Asklepiades, des Legionsarztes der legio II Trajana fortis[3], geweiht. Sie trägt ein genaues Datum [im 10. Jahre des Antonius, am ersten Tage des Monats Mechera, d. i. am 26. Januar 148 n. Chr.[4]]. Eine verdorbene Inschrift wird gedeutet:

24. C. I. L. III. 6747. Trapezunt . . . . leg(ionis) XV Apol(linaris)[5], dom(u) Alexandri[no . . . .] medicus.

Als gefälscht haben sich zwei Inschriften erwiesen. Die erste zeigt uns einen Augenarzt (s. S. 14, Anm. 2).

25. C. I. L. III. 209* ad radices montis Sisak? D(iis) M(anibus) Cl(audius) Corvus, medicus ocularis leg(ionum) Pannica(rum), Flavius Macer et conjux bona ex voto.

---

1) Die legio XXII ist nach Briau, Du service de santé militaire etc., l. c. p. 69, die bereits 70 n. Chr. in Aegypten stehende legio XXII Dejotariana. Dieselbe bestand bereits im Jahre 25 n. Chr. und wurde wahrscheinlich im Partherkriege 110 n. Chr. aufgerieben. Jedenfalls ist sie seit dem Beginn des II. Jahrhunderts n. Chr. nicht mehr erwähnt; siehe Marquardt, r. Staatsverw. II^2, l. c., S. 447 u. S. 450, Anm. 4.

2) Obige Lesart stammt von Dittenberger, Or. graec. inscr. select. Suppl. T. I. Nr. 207. Derselbe liest *Πωλλ[ίτ]ης* statt *[τῆς] ἀδ[ελφ]ῆς* im C. I. Gr. und ist der Ansicht, *Πωλλίτη* sei die Gattin des Clemens gewesen. Briau, Du service de santé militaire, l. c., p. 69 liest *τοῦ ἀδελφοῦ*.

3) Die Legion wurde von Trajan um 108 gegründet und war stets in Aegypten in Garnison. S. Trommsdorf, Quaestiones duae ad historiam legionum Romanarum spectantes. Diss. Lipsiae 1896. Quaestio I. De legione II Trajana. Asclepiades ist S. 54 unter Nr. 19 erwähnt.

4) S. Briau, Du service de santé militaire, l. c., p. 70.

5) Die Legio XV Apollinaris stand im I. Jahrhundert in Carnuntum und seit Hadrian in Sattala in Kappadocien.

26. Gudius[1]), S. 183_8, s. l. — Dis Manibus Q(uinto) Saturio, Q(uinti) f(ilio), Fabio Longino, veterano ex cohorte VII praet(oria) leg(ionis) X Aug(ustae), vix(it) ann(is) LXI, m(ensibus) IIII, d(iebus) XXII, mil(itavit) an(nis) XIX, T(itus) Flavius, T(iti) f(ilius), Fa(bius) Atilianus, medicus leg(ionis) ejusdem, patri piissimo p(onere) c(uravit).

III. Die Militärärzte bei den Truppen der Hauptstadt.

1. Die medici cohortis praetoriae.

Von vornherein dürfen wir annehmen, daß die Aerzte der mit einer Fülle von Gnadenbeweisen überschütteten Truppen der Hauptstadt auch der Vorteile, die diese Truppen genossen, teilhaftig gewesen sind, daß also ihre Stellung eine wesentlich vornehmere gewesen ist als die, welche die Aerzte in der Provinz einnahmen. Wir wissen nun zwar von den Rangverhältnissen und der Anzahl der Aerzte bei den Prätorianern nichts, wir können jedoch aus den Inschriften zunächst mit Sicherheit schließen, daß jede Kohorte mindestens einen Arzt gehabt hat, welcher als medicus cohortis praetoriae bezeichnet wurde. Wenn wir aber hören[2]), daß in der Garde der gregarius, d. i. der gemeine Soldat, den Rang eines Unteroffiziers hatte, so müssen wir natürlich auch die Rangstellung der Principales, unter ihnen die der Aerzte, dementsprechend höher bewerten, als diejenige der fern von Rom dienenden.

So macht uns gleich die erste Inschrift mit einem Arzt bekannt, der sich anscheinend in einer recht angesehenen Stellung befindet.

27. C. I. L. VI. 2532. — Rom. — D(iis) M(anibus) Ti(berius) Claudius Julianus, medicus clinicus coh(ortis) IV. pr(aetoriae), fecit vivos sibi et Tulliae Epigone, conjugi, libertis libertabusq(ue) Claudiis posterisq(ue) eorum h(oc) m(onumentum) h(eredem) n(on) s(equitur).

Claudius Julianus ist also im Bezitz eines Erbbegräbnisses, ein Zeichen für eine gute soziale Lage und Stellung des Arztes, für die auch der Stil der Inschrift spricht. Ob, wie von Domaszewski[3]) meint, das Ansehen, welches der Arzt genoß, dagegen spricht, daß er zum Mannschaftsstande der Kohorte gehörte, erscheint mir fraglich. Er ist in der Inschrift direkt als medicus cohortis bezeichnet.

1) Gudius, Antiquae inscriptiones cum graecae, tum latinae. Leonardiae 1731. p. 183_8.

2) von Domaszewski, Die Rangordnung d. r. H., l. c., S. 72.

3) von Domaszewski, Die Rangordnung d. r. H., l. c., S. 24.

Der Ausdruck clinicus, mit dem von allen uns bekannten Militärärzten allein der oben erwähnte bezeichnet wird, ist verschieden gedeutet worden. Kühn[1]) ist der Ansicht, daß die Prätorianerkohorten das besondere Vorrecht hatten, neben dem Chirurgen auch einen Arzt für innere Krankheiten bei sich anzustellen. Wir wissen von Galen[2]), daß er, als er sich in Rom niederließ, die Chirurgie nicht mehr neben der inneren Medizin betreiben konnte, weil das zu damaliger Zeit in Rom nicht Sitte war. So scheint mir die Ansicht Kühns viel Wahrscheinlichkeit für sich zu besitzen. War es doch nach dem Gehörten gerade in Rom notwendig, daß zur Behandlung der innerlich erkrankten Soldaten besondere Aerzte für innere Krankheiten, medici clinici[3]), angestellt wurden. Aus dieser Tatsache aber schließen zu wollen, daß die Militärärzte außerhalb Roms nur chirurgische Kenntnisse besaßen[4]), erscheint mir verfehlt. Wir müssen im Gegenteil annehmen, daß dieselben sowohl innere wie äußere Krankheiten zu behandeln verstanden [s. S. 65[5])]. Hätten sie doch sonst überall an den Grenzen des Reichs, wo sie die einzige Hilfe bei allen Krankheiten der Soldaten darstellten, den Anforderungen, die an sie

---

1) Kühn, De medic. mil. apud vet. usw., l. c., VI, S. 4.

2) Galen, op. (Kühn), X, S. 455; s. auch Puschmann, Geschichte des medizinischen Unterrichts. Leipzig 1889. S. 96 u. 103. Danach scheint es nicht, als ob die Chirurgen eine niedere gesellschaftliche Stellung einnahmen, als die Aerzte für innere Krankheiten, wie dies z. B. im Mittelalter der Fall war. Aerzte und Chirurgen unterstützten sich gegenseitig.

3) Unter medicus clinicus versteht Briau, Du service de santé mil., l. c., p. 26 einen Arzt, der bettlägerige Kranke behandelt (nach Plinius, Historia naturalis, lib. XXIX, 1, 2, ed. Teubner, IV, S. 368: „Hippocratem instituisse medicinam hanc, quae clinice vocatur"). Er hält den Arzt für den Arzt des Militärlazaretts [s. Haberling, Die Militärlazarette im alten Rom, l. c. (S. 20), S. 23]. Guardia, „Le service de santé des armées dans l'antiquité" in der Revue scient. et admin. des médecins des armées de terre et de mer., T. IX (1870—1879), Paris 1879 sagt auf S. 50: ein medicus clinicus sei ein „médecin, qui se rend au chevet des malades" oder „le médecin proprement dit, celui, qui soigne les fiévreux par opposition au chirurgien, qui ne soigne que les blessés". Der Ausdruck clinicus kommt auch als Bezeichnung von Zivilärzten sehr selten vor. Gruter, Corpus inscriptionum, Amstelaedami 1707, pag. $CCCC_7$ erwähnt den freigelassenen Arzt Merula, der gleichzeitig sich „clinicus, chirurgus und ocularius" nennt. In den Epigrammen des Martialis (ed. Schneidewin 1866) findet sich lib. I, 30 „clinicus Diaulus", IV, 9 „Sotae filia clinici", IX, 96 „clinicus Herodes".

4) Kühn, De medicinae militaris apud veteres usw., l. c., VI, 4.

5) Dafür, daß die Militärärzte außerhalb Roms sowohl chirurgisch als auch in der Behandlung innerer Krankheiten durchgebildet waren, spricht auch die Aufzählung der Fähigkeiten, die ein Militärarzt haben muß, bei Kaiser Leo. (S. S. 71).

fast täglich gestellt werden mußten, innerlich Kranke zu behandeln, hilflos gegenübergestanden.

Die beiden nächsten Inschriften handeln von Aerzten der fünften Prätorianerkohorte:

28. C. I. L. VI. 20. — Rom [s. Abbildung 6[1])]. Asclepio et saluti commilitonum[2]) Sex(tus) Titius Alexander, medicus c(o)ho(rtis)

Abbildung 6.

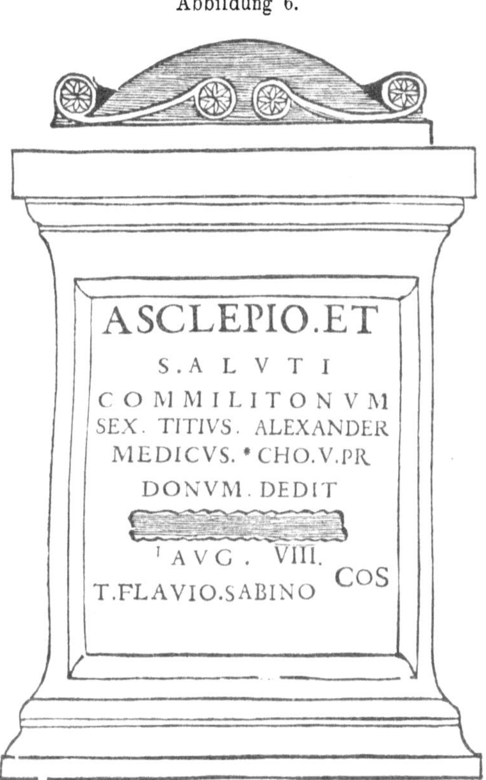

Der Arzt der V. Prätorianerkohorte weiht diesen Stein dem Asklepios und dem Wohlergehen der Kommilitonen (nach Gruter).

V. pr(aetoriae), donum dedit [imp(eratore) Domitiano] Aug(usto) VIII, T(ito) Flavio Sabino co(n)s(ulibus).

Die Inschrift stammt aus dem Jahre 82 n. Chr. Auf ihr ist (siehe die Abbildung) der Name Domitians, dessen Andenken auf Befehl des Senats nach seinem Tode geächtet wurde, ausgekratzt.

1) Die Abbildung ist bei Gruter, Incriptiones antiquae totius orbi Romani, Amstelaedami 1707, p. 68, Nr. 1 veröffentlicht.

2) Ueber die scholae der Principales s. S. 54.

29. C. I. L. VI. 2594. Rom. — D(iis) M(anibus) L(ucio) Vibio Rufo, medico coh(ortis) V pr(aetoriae), Valeria Rufina conjugi optimo fec(it).

In einer Inschrift ist „medicus cohortis“ deutlich als Nachtrag eingeschoben:

30. C. I. L. VI. 212. Gen(io) (centuriae). Signum Genium centuriae cum aedicula et marmoribus exornata et aram sua pecunia fecer(unt) centurio C(ajus) Veturius, C(aji) f(ilius), Pol(ia) Rufinus, L(epido) R(egio), item evocati et milites, quorum nomina, et medicus coh(ortis)[1], in ara et aedicul(a) scripta sunt. Dedicata est kal(endis) Maj(is) imp(eratore) Commodo tertium et Burro co(n)s(ulibus).

Die Inschrift, durch die die Mitglieder der Centurie einer Kohorte [nach dem Fundort kann mit Sicherheit angenommen werden, daß es sich um eine Prätorianerkohorte[2]) handelt] dem Genius[3]) der Centurie einen Altar und Tempel weihen, stammt aus dem Jahre 181 n. Chr. Aus der Inschrift geht deutlich hervor, daß der Arzt nicht zum Mannschaftsstande der Centurie gehört[4]). Er gehörte vielmehr augenscheinlich zum Stabe der Kohorte und war nur einer bestimmten Centurie zur Verpflegung usw. zugeteilt. Briau[5]), der erwähnt, daß vorstehende Inschrift ihm zu seiner Arbeit den Anstoß gegeben habe, teilt noch eine Inschrift aus demselben Jahre mit (C. I. L. VI. 213), die gleichfalls von einer Centurie derselben Kohorte handelt und der oben erwähnten außerordentlich ähnlich ist. Nur wird in ihr ein Arzt nicht erwähnt. Briau führt auch diese Tatsache als Beweis dafür an, daß der Arzt nicht allein einer Centurie zugehörte, sondern bei mehreren Centurien gleichzeitig Dienst tat.

Eine Inschrift wird als falsch angesehen:

---

1) Die Worte „et medicus coh.“ sind schlecht in die Inschrift eingefügt, sie müßten hinter „evocati“ stehen. S. Dessau, Inscriptiones latinae selectae. Vol. I. 2100. Anm. 6.

2) Der Stein wurde an dem Ort des Prätorianerlagers gefunden. Außerdem gab es evocati in damaliger Zeit nur bei den cohortes praetoriae und urbanae. S. S. 29, Anm. 3.

3) S. S. 22, Anm. 1.

4) S. S. 25.

5) Briau, Du service de santé milit. l. c. p. 56—62. Briau glaubt nach der Zahl der Aerzte bei den vigiles (s. S. 40) auch für die Prätorianerkohorte 4 Aerzte annehmen zu müssen und schließt weiter, daß, da jede Kohorte 7 Centurien hatte, 3 Aerzte je 2 und einer, wahrscheinlich der jüngste, eine Centurie zu versorgen gehabt hätten. Dabei hätten alle denselben Rang und den Titel „medicus cohortis“ geführt. Sie hätten sich nur durch das Dienstalter voneinander unterschieden. (S. S. 28.)

31. C. I. L. VI.* 3227. — Rom. — Asclepio et saluti commilitonum coh(ortis) VI pr(aetoriae) . . . . voto suscepto Sex(tus) Titius, medic(us) coh(ortis) VI pr(aetoriae), d(onum) d(edit).

Anscheinend eine schlechte Abschrift von Nr. 28.

2. Die medici cohortis urbanae.

Die von Augustus zum Schutze der Hauptstadt bestimmten cohortes urbanae waren genau so organisiert wie die cohortes praetoriae. Von den in Rom Dienst tuenden Kohorten ist uns keine Arztinschrift bekannt.

Dagegen ist uns eine höchst interessante Inschrift, die von der cohors XIII urbana[1]) handelt und die in Lyon gefunden wurde, überliefert:

32. C. I. L. XIII. 1833. Lugdunum. — D(iis) M(anibus) M(arci) Aquini Verini, optionis karceris, ex cohort(e) XIII urban(a), Bononius Gordus, medicus castrensis, et Maccius Modestus et Julius Maternus milites hered(es) faciend(um) cur(averunt).

In der Inschrift wird uns ein neuer Ausdruck für einen Militärarzt vor Augen geführt. Was ist ein „medicus castrensis“ oder wie es in der nächsten Inschrift (Nr. 33) heißt, ein „medicus castrorum“?

Briau[2]) glaubt, daß dieser Titel darauf hinweise, daß der Lagerarzt andere Funktionen zu erfüllen hatte wie die Truppenärzte. Der Lagerarzt hatte eine nur im Lager auszuübende Beschäftigung. Briau hält deshalb den medicus castrensis für den in den Standlagern zur Pflege und Behandlung der im Lazarett (valetudinarium)[3]) untergebrachten Kranken bestimmten Arzt, der auch beim Ausrücken des Truppenteils im Lager zurückblieb, während die Truppenärzte die Kranken auf dem Marsch und im Revier behandelten[4]). Cagnat[5])

1) Die cohortes urbanae wurden im Anschluß an die 9 prätorischen Kohorten mit den Nummern X, XI, XII unter Augustus bezeichnet. S. Marquardt, r. Staatsverw. l. c. S. 482. Als Vespasian die cohortes urbanae reorganisierte, dachte er nicht nur an Rom, sondern berücksichtigte auch Lyon und Karthago. Die cohors I urbana wurde in Lyon, die cohors XIII in Karthago installiert. Später wechselten die beiden Kohorten ihre Plätze, so daß im 2. und 3. Jahrhundert die I. sich in Afrika, die XIII. in Lyon nachweisen läßt. S. Héron de Villefosse, Comptes rendus des séances de l'académie des inscriptions et belles lettres. Janv.-Févr. 1891. p. 27.

2) Briau, Du service de santé mil. l. c. p. 28—32.

3) S. Haberling, Die Militärlazarette im alten Rom. l. c. S. 23.

4) Briau, Du service de santé militaire, l. c., p. 31, hält die Aerzte, die nach Vegetius (s. S. 28) unter dem praefectus castrorum standen, für die Lagerärzte.

5) Cagnat, L'armée Romaine d'Afrique. Paris 1892. p. 225.

schließt sich dieser Ansicht an und stellt im Gegensatz zum Lagerarzt den Truppenarzt als den Arzt hin, der die Kranken in ihren Zelten besuchen, die Leichtkranken behandeln, die Schwerkranken ins Lazarett bringen lassen mußte, der also die Tätigkeit eines den Revierdienst versehenden Arztes hatte. Gleich diesen mußte er, nach Cagnat[1]), die Legionen ins Manöver, auf dem Marsche und in die Schlacht begleiten und dort die erste Hilfe leisten.

Droysen[2]) hält den medicus castrensis für den Garnisonarzt von Lyon und meint, Bononius Gordus hätte sich im Gegensatz zu den daselbst ansässigen Zivilärzten so bezeichnet.

Nach meiner Ansicht hatte der Lagerarzt, das kann aus der Bezeichnung ohne weiteres geschlossen werden, für den Gesundheitszustand des Heeres in dem Standlager zu sorgen und mit Unterstützung der Truppenärzte die Behandlung der Kranken im Lager durchzuführen. Wir werden deshalb in jedem Standlager einen medicus castrensis annehmen dürfen. Ob dabei der Lagerarzt der Truppe attachiert war, oder ob er dauernd, auch wenn die Besatzung des Lagers wechselte, im Lager verblieb, kann aus den Inschriften nicht mit Sicherheit entschieden werden. Es fehlt jedenfalls, und das ist immerhin bemerkenswert, hinter dem Wort medicus jegliche Bezeichnung des Truppenteils! Daß der Lagerarzt bei vorübergehendem Verlassen des Lagers durch die Truppe, sei es um ins Manöver oder in den Krieg zu marschieren, im Lager zurückblieb[3]), erscheint mir sehr wahrscheinlich. Blieben doch sicher noch eine ganze Reihe von Kranken, die der ärztlichen Behandlung bedurften und nicht evakuiert werden konnten, im Lager zurück und mußte doch auch das Wachtkommando, das häufig die Stärke von 1000 Mann pro Legion erreichte[4]), ärztliche Fürsorge genießen. Daß der Lagerarzt auch speziell die Lazarettkranken des Standlagers zu behandeln hatte, ist zwar sehr gut möglich, geht aber aus dem Text der Inschriften nicht direkt hervor.

Wir kennen noch zwei Lagerärzte, über die uns die Schriftsteller berichten. Zum ersten geht aus den Anecdota Parisina[5]) hervor, daß Archigenes aus Apameia in Syrien, der berühmte, viel erwähnte, sowohl in der Behandlung äußerer wie innerer Leiden gleich

---

1) Cagnat ebenda.

2) Droysen, Das Militärmedizinalwesen der römischen Kaiserzeit. l. c. S. 39.

3) S. Briau, Du service de santé militaire. l. c. p. 31.

4) S. Nissen, Geschichte von Novaesium. Bonner Jahrbücher 111/112. S. 17.

5) Anecdota Parisina ed. Cramer IV. 404. Die Stelle heißt: „*ἀποδέχεται τὸ χειρουργικὸν καὶ φαρμακευτικόν, ᾧ ἐχρῆτο Ἀρχιγένης, ὁ στρατόπεδον θεραπεύων*“.

tüchtige Arzt aus der Zeit des Trajan „ὁ στρατόπεδον θεραπεύων" war, welchen Ausdruck Robert Fuchs[1]) sinngemäß mit „Arzt des Prätorianerlagers" übersetzt.

Aus weit späterer Zeit (3. bis 4. Jahrhundert n. Chr.) ist uns dann ein Roman des Achilles Tatius, betitelt: „De Klitophontis et Leucippes amoribus"[2]), bekannt, in dem Klitophon durch seinen Freund Menelaus den Feldherrn Charmides bitten läßt, er möchte zu seiner Liebsten, die von epileptischen Krämpfen heimgesucht wird, „τὸν τοῦ στρατοπέδου ἰατρόν", d. i. den Lagerarzt[3]) senden. Der erscheint dann auch und verordnet einen ruhigen Schlaf, denn „ὕπνος πάντων νοσημάτων φάρμακον".

3. Die medici equitum singularium.

Von den Gardereitern (equites singulares Augusti)[4]) sind uns zwei Arztinschriften überliefert. Die erste macht uns mit einem medicus castrorum bekannt, von dem wir soeben ausführlich gesprochen haben:

33. C. I. L. VI. 31172. Rom. — Jovi Dolicheno pro salute n(umeri) eq(uitum) sing(ularium) Aug(usti) Q(uintus) Marcius Artemidorus, medicus castrorum, aram posuit.

In der zweiten Inschrift sehen wir die Dankbarkeit eines Decurio der Reiter seinem Arzt gegenüber, der ihn treu und gut behandelt hatte, zum Ausdruck gebracht.

34. C. I. L. VI. 19. Rom. — Aesculapio et Hygiae M(arcus) Ulpius Honoratus, dec(urio) eq(uitum) sing(ularium) Imp(eratoris) n(ostri), pro salute sua suorumque et L(ucii) Juli(i) Helicis, medici, qui curam mei diligenter egit, secundum deos, v(otum) s(olvit) l(ibens) l(aetus) m(erito).

Die Inschrift stammt wahrscheinlich aus der Zeit des Hadrian[5]). Wenn auch in ihr nicht ausdrücklich erwähnt ist, daß Helix der Truppenarzt der Gardereiter war, so kann man doch der Ansicht

---

1) Handbuch der Geschichte der Medizin von Neuburger und Pagel. Jena 1902. I. Bd. S. 363. Anm. 3.

2) Achilles Tatius Alexandrinus, *Οἱ περὶ Κλειτοφῶντα καὶ Λευκίππην λόγοι*. Bisponti 1692. lib. IV. cap. IV.

3) Kühn, De medicinae militaris apud veteres usw, l. c. V., p. 6, übersetzt „medicum exercitus" und glaubt, es hätte nur einen Arzt im Heere gegeben. Puschmann, Geschichte des medizinischen Unterrichts, Leipzig 1889, S. 112, hält den Arzt sogar für den Generalstabsarzt.

4) Die Gardereiter bestanden nach Marquardt, r. Staatsverw., II.² l. c., S. 488ff., seit Trajan und setzten sich aus der Elite der Hilfsvölker zusammen. Sie hatten in Rom 2 Kasernen, die castra priora und die castra nova Severiana.

5) Siehe Briau, Du service de santé mil., l. c. p. 63.

Briaus[1]) zustimmen, der es für wahrscheinlich hält, daß sich der Decurio von dem Arzt seiner Truppe behandeln ließ.

4. Die medici cohortis vigilum.

Wie bereits S. 19 kurz bemerkt wurde, nehmen die Aerzte bei den cohortes vigilum, von Domaszewski[2]) nennt sie die unmilitärischste aller Truppen, eine ganz besondere Stellung ein. Die cohortes vigilum[3]), 7 an der Zahl, jede etwa 1000 Mann stark, waren von Augustus im Jahre 6 n. Chr. geschaffen worden und hatten die Aufgabe bei Nacht zu wachen und Menschen, sowie deren Eigentum gegen Feuersgefahr, Diebstahl und Raub zu schützen. Die Mitglieder dieser Kohorten — Soldaten waren nur die oberen Chargen — waren also Feuerwehrleute, Nachtwächter und Polizisten und militärisch organisiert. Der Zufall hat es gewollt, daß von diesen Vigiles vollständige Listen, die ein Verzeichnis sämtlicher Mannschaften je einer Kohorte enthielten, auf Stein der Nachwelt überliefert sind.

Von ihnen wurde eine, die von Angehörigen der cohors II vigilum handelt, im Jahre 1550 in Rom gefunden. Sie enthält auf den vier Seiten einer Marmorbase das vollständige Verzeichnis der Offiziere, Unteroffiziere und Mannschaften der Kohorte, welche im Jahre 210 n. Chr. dem Caracalla eine Bildsäule in ihrem Fahnenheiligtum hatten errichten lassen, die auf der Base stand. Auf der Vorderseite der Base sind die Namen der Vorgesetzten, Offiziere und der ranghöchsten Principales verzeichnet. Unter diesen stehen die Namen der vier Aerzte der Kohorte, sämtlich, wie die Namen zeigen, Griechen. Der Anfang der Inschrift lautet [Abbildung 7[4])]:

35. C. I. L. VI. 1059. Rom. Imp(eratori) Caes(ari) M(arco) Aurelio Antonino Pio Felici Aug(usto) trib(unitiae) pot(estatis) tertium decimum, imp(eratori) secundum, co(n)s(uli) tertium, proco(n)s(uli), p(atri) p(atriae), Imp(eratoris) Caes(aris) L(ucii) Septimi(i) Severi Pii Pertinacis Aug(usti) filio, devota numini et majestati ejus

coh(ors) secunda vig(ilum)

C(ajo) Julio Quintiliano pr(aefecto) vig(ilum)
M(arco) Firmio Amyntiano s(ub)pr(aefecto)
C(ajo) Julio Antigono trib(uno).

---

1) Siehe Briau, l. c. S. 62—63.

2) von Domaszewski, Die Rangordnung d. r. H. S. 6.

3) Näheres bei Marquardt, r. Staatsverw., II² l. c. S. 484—486 und bei von Domaszewski, Die Rangordnung d. r. H., l. c. S. 6—7.

4) Die Abbildung ist bei Gruter, Incriptiones antiquae totius orbis romani. Amstelaedami 1707. p. CCLXIX, 3 abgedruckt.

Darauf folgen die Namen der 7 centuriones, dann die der 6 höchsten Prinzipalchargen, nämlich eines cor(nicularius) tr(ibuni) und der fünf b(eneficiarii) pr(aefecti) verzeichnet. Unter diesen stehen (siehe die Abbildung):

medic(i) coh(ortis) II. vig(ilum) Claudi Thamyra, Flavi(i) Pan[fil]e, [Juli Ep]aphrodite, Aureli Hegumene.

Abbildung 7.

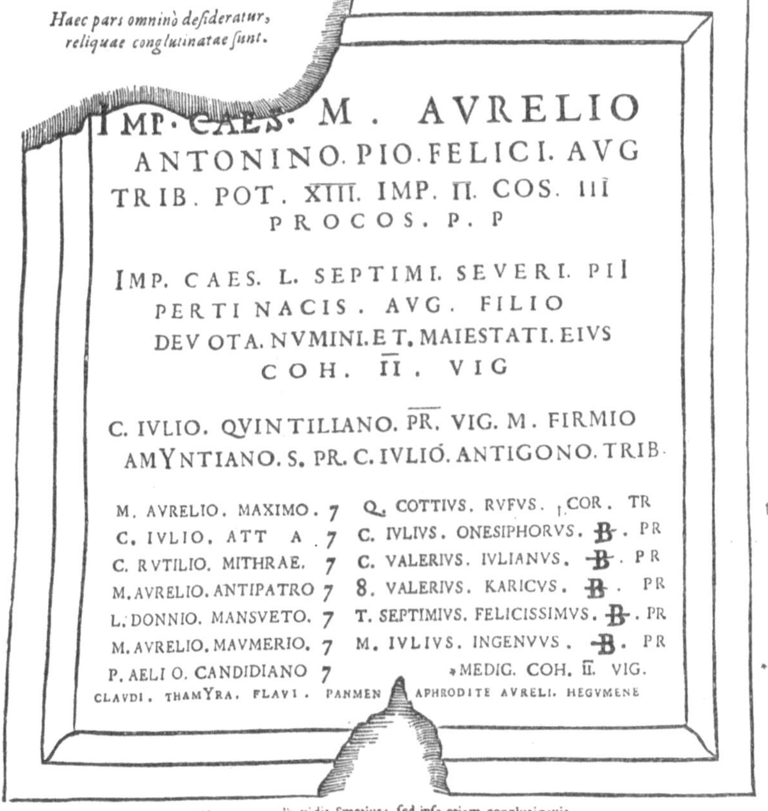

Vorderseite einer Basis zu einem Standbild Caracalla's, welches die II. Kohorte der Löschmannschaft in Rom errichtete. In der untersten Reihe die 4 Aerzte der Kohorte. Nach Gruter 269. 3.

Auffällig ist bei dieser Inschrift, daß, während die Namen der andern Principales im Nominativ verzeichnet sind, die der Aerzte im Vokativ stehen.. Wahrscheinlich hatte der Verfertiger der Inschrift die Verleselisten der Kohorten bei der Abfassung der Inschrift zur Verfügung (man findet das Gleiche in anderen Inschriften wieder) und kopierte jene einfach. Die Namen der Aerzte, die hier an einer so hervorragenden Stelle genannt sind, lauten also: Claudius Thamyras, Flavius Panfiles, Julius Epaphroditus und Aurelius Hegumenus[1]).

Zwei weitere Verzeichnisse, die beide von Angehörigen der cohors V vigilum handeln, wurden gleichfalls auf Marmorbasen, auf denen einst Standbilder des Caracalla standen, im Jahre 1820 in Rom gefunden. Das erste Verzeichnis zeigt uns die Namen der Offiziere, Unteroffiziere und Mannschaften, die im Jahre 205, das zweite die Namen derjenigen, die 210 n. Chr., also 5 Jahre später bei der fünften Kohorte standen. Es hat sich nun feststellen lassen, daß man in den Listen vom Jahre 210 n. Chr. eine ganze Reihe von in den 5 Jahren zu höheren Dienstgraden Vorgerückten nachweisen kann, und daß der Schreiber der Liste vom Jahre 210 n. Chr. sich die Mühe gemacht hat, alle Principales, die jedesmal an der Spitze der sieben einzelnen Centurien aufgeführt sind, dem Range nach zu ordnen. Unter diesen Principales suchen wir auch hier die Militärärzte vergeblich. Auch hier finden wir sie auf der Vorderseite der Basis, zugleich mit den Namen der höheren Vorgesetzten und der obersten Prinzipalchargen, verzeichnet. Die Widmung an Caracalla entspricht fast genau der unter Nr. 35 wiedergegebenen der zweiten Kohorte. Außer dem Namen des Kommandeurs der gesamten Löschmannschaft (praefectus vigilum), dessen Stellvertreters (subpraefectus) und dem des Kommandeurs der Kohorte (tribunus) sind hier die Namen der 7 Centuriones und die der rangältesten Principales, nämlich zweier cornic(ularii) pr(aefecti) und eines cornic(ularius) s(ub) pr(aefecti) auf der Vorderseite verzeichnet.

Auf dem rechten Teil der Einfassung des Steins, bei der nicht mit Bestimmtheit gesagt werden kann, ob sie die Vorder- oder Rückseite der Basis umkränzte (ersteres ist, nach der vorigen Inschrift beurteilt, das Wahrscheinlichere), stehen in einer Linie die Aerzte verzeichnet:

36. C. I. L. VI. 1058. Rom. In coronae, quae, uterum frontis, an posticae fuerit, jam dijudicari nequit, parte intuente dextra:

C(ajus) Runnius Hilaris, C(ajus) Julius Hermes, Q(uintus) Fabius Pollux, S(extus) Lutatius Ecarpus, medici.

Die Inschrift auf der Vorderseite der Basis vom Jahre 205 (C. I. L.

---

1) Siehe Briau, Du service de santé militaire, l. c. p. 50—51.

VI. 1057) ist völlig verschwunden, sie war wahrscheinlich nicht in Stein gehauen, sondern nur mit Farbe aufgemalt und verwischte natürlich im Laufe der Zeiten. Da wir aber auch hier auf den drei andern Seiten der Basis, auf denen die Namen der Principales und Mannschaften in Stein eingehauen sind, die Namen der Aerzte nicht verzeichnet finden, so haben sie auch hier wahrscheinlich auf der Vorderseite der Basis gestanden.

Wie kommen nun die Aerzte der Vigiles dazu, im Gegensatz zu ihren Kameraden in den Legionen an den Grenzen des Reiches an einer Stelle in den Inschriften genannt zu werden, die ihren Rang höher wie den der meisten andern Principales erscheinen läßt? Man kann vielleicht versuchen, durch nachstehende Erwägungen der Lösung der Frage näher zu kommen. Die Aerzte gehörten bei den cohortes vigilum ebensowenig wie bei den Prätorianerkohorten zu dem Mannschaftsstande der Centurien (s. S. 36), sie konnten also auch in die Standlisten der 7 Centurien, die auf den drei andern Seiten des Marmorwürfels standen, nicht eingefügt werden. Andererseits aber waren sie in der Kohorte und zwar in dem Stab der Kohorte eingestellt und wurden durch den Tribun zur Dienstleistung bei den verschiedenen Centurien verteilt. Ihr Name mußte also, da sie natürlich auch zur Errichtung der Standbilder ihren Beitrag bezahlt hatten, auf dem Stein erscheinen. Es blieb nur die Frage zu lösen, ob die Aerzte auf der Vorderseite vor Aufzeichnung des Mannschaftsstandes der einzelnen Centurien oder am Schluß hinter dem letzten Soldaten aufgeführt werden sollten. Da die Aufzählung am Schluß nicht angängig erschien, weil der Arzt an Rang über dem Soldaten stand, so wurden die Namen der Aerzte auf der Vorderseite eingezeichnet, vielleicht zum Beweis ihres geringeren Ranges mit kleineren Buchstaben (?).

von Domaszewski[1]) nimmt an, daß die Aerzte der Vigiles nicht der Truppe selbst angehörten, sondern nur zur Hilfeleistung bei Bränden bestimmt waren, so daß demnach die Römer stehende Brandambulanzen gehabt hätten. Ich kann mich nach dem soeben Ausgeführten dieser Ansicht nicht anschließen. Die Aerzte sind in Nr. 35 ausdrücklich als medici cohortis bezeichnet, ihre Anführung im Vokativ zeigt, daß sie bei den Appells usw. aufgerufen wurden, sie waren also richtig einrangierte Soldaten. Auffallend ist nur die große Anzahl (vier) der jeder einzelnen Kohorte zugeteilten Aerzte; sie macht es durchaus wahrscheinlich, daß die Aerzte neben ihrem

---

1) von Domaszewski, Die Rangordnung d. r. H., l. c. S. 15.

Dienst bei der Truppe, der schon an und für sich — das bewirkte die Eigenart des Dienstes der Truppe als Feuerwehrleute usw. — ihre Tätigkeit wesentlich mehr in Anspruch nahm als derjenige der anderen Militärärzte[1]) in Rom, sich, vielleicht wie bei den Unfallstationen, an bestimmten Orten in Rom[2]) zur Nachtzeit aufhalten mußten, um bei plötzlichen Unglücksfällen Hilfe zu leisten. Wie bei den übrigen Truppen der Hauptstadt müssen wir uns natürlich auch die Aerzte der Vigiles als an Rang höherstehend wie die Aerzte der Provinzialtruppen vorstellen.

IV. Die medici der Auxilia.

1. Die medici cohortis civium Romanorum.

In die cohortes civium Romanorum[3]) traten Freiwillige aus Italien ein, die gern als Soldaten dienen wollten, aber den härteren Dienst bei den Legionen scheuten. Der Name eines Arztes der letzten (der Nummer nach) dieser Cohorten ist uns durch eine Inschrift überliefert:

37. C. I. L. III. 10854. Siscia. — M(arcus) Mucius Hegetor, medicus coh(ortis) XXXII vol(untariorum)[4]), annis XLVII h(ic) [s(itus)] e(st) Mucia Corinthia sibi et patrono[5]) p(osuit).

2. Die medici cohortis auxiliaris.

Aus den in den Provinzen ausgehobenen Hilfstruppen[6]), aus denen einmal die ganze Reiterei des römischen Heeres, dann aber auch eine ganze Anzahl von Cohorten der Infanterie aufgebracht wurde, wurden cohortes auxiliares gebildet, die entweder 500 oder 1000 Mann stark waren, und von welchen jede einzelne ihren Arzt hatte.

Eine in England und zwar in Housesteads, dem alten Borco-

---

1) Es geht m. E. nicht an, wie Briau, Du service de santé mil., l. c. S. 61 folgert, die ärztlichen Verhältnisse bei den Vigiles auf die Prätorianerkohorten und die anderen Truppen der Hauptstadt zu übertragen. Das gäbe eine viel zu beträchtliche Anzahl von Aerzten.

2) Vielleicht war stets ein Arzt in dem Wachtlokal (excubitorium) der Kohorte stationiert, s. Marquardt, r. Staatsverw., II² l. c. S. 485.

3) Siehe Marquardt, r. Staatsverw. II². l. c. S. 467—468.

4) Nach Pauly-Wissowa, Reallexikon des klassischen Altertums, IV, S. 356, gehörte die cohors XXXII voluntariorum civium Romanorum zum Heere von Germania superior. Ihre Garnison war Nida, das heutige Heddernheim (s. Westd. Korrbl. 1903. S. 63 u. 151). Zeitweilig muß sie aber, wie obiger Grabstein beweist, auch in Pannonia superior gelegen haben.

5) Nach Marquardt, r. Staatsverw., II², l. c., S. 467, Anm. 7, bestanden die cohortes voluntariorum nach der Ansicht Mommsens ursprünglich aus Libertinen.

6) Siehe Marquardt, r. Staatsverw. II². l. c. S. 468ff.

vicium[1]), gefundene Inschrift, die sich jetzt im Museum in Newcastle befindet (s. Abbildung 8), ist vielfach beschrieben und erklärt. Sie ist dem Andenken des medicus ordinarius[2]) Anicius Ingenuus, eines jungen Militärarztes mit römischem Namen, errichtet und lautet:

38. C. I. L. VII. 690. Borcovicium. D(iis) M(anibus) Anicio Ingenu[o], medico ord(inario) c[o]h(ortis) I Tungr(orum)[3]). Vix(it) an(nis) XXV.

Abbildung 8.

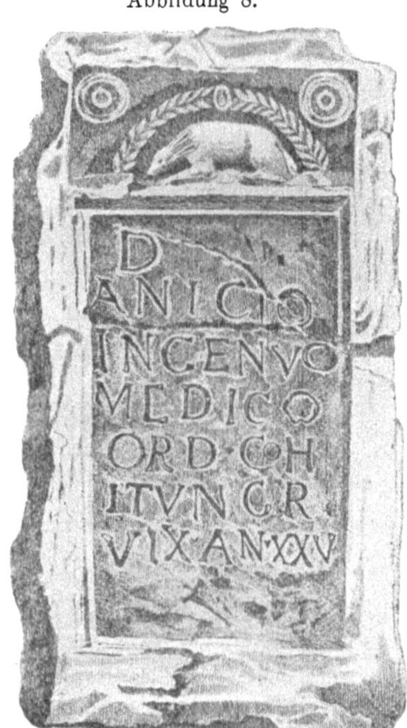

Grabmal des Anicius Ingenuus, medicus ordinarius der I. Tungrischen Kohorte.

Simpson[4]), der den Denkstein ausführlich beschrieben hat, meint: Die reiche Skulptur dieses Leichensteins sei ein Beweis für die hohe

---

1) Das alte Kastell Borcovicium am Hadrianswall, die langjährige Garnison der cohors I Tungrorum in Britannien, ist vollständig durch Ausgrabungen freigelegt. Den Plan s. Encyclopedia Britannica, 10. Ausg., Bd. 32, 1902 unter „Roman Walls“ von F. J. Haverfield, S. 280.

2) Siehe S. 25.

3) Die cohors I Tungrorum milliaria ist bereits 83 n. Chr. in Britannien. Siehe Pauly-Wissowa, l. c., S. 343.

4) Simpson, Sir James J., „Was the roman army provided with medical officers“. Edinburg 1851. 2. Aufl. 1856. Wiedergedruckt in den „Archaeological Essays“. Vol. II. Edinburg 1872. p. 197ff. Letzteres lag mir vor.

Achtung und den Respekt, den dieser noch so junge Arzt bei seiner Kohorte genoß. Die Arbeit des Meißels sei vollendeter, als bei den vielen Altären, die von derselben Kohorte zu Ehren der Götter errichtet wären. Ueber die Bedeutung des über der Inschrift in den Stein gemeißelten Tieres gehen die Ansichten auseinander[1]). Der Referent über diese Arbeit Simpsons in den Archives générales[2]) fügt in Berücksichtigung der dankbaren Gesinnung der Patienten der alten Zeit hinzu: „Que les temps sont changés et les clients aussi!"

In einem Römerkastell[3]) in Deutschland, das an der Stelle lag, wo jetzt das Städtchen Obernburg am Main liegt, wurde um die Mitte des vorigen Jahrhunderts in einem Hause in der Hauptstraße, dem jetzigen Gasthaus zum Ochsen, ein Votivstein des römischen Kohortenarztes Rubrius Zosimus gefunden (s. Abbildung 9), der sich jetzt im Museum in Aschaffenburg befindet. Der Stein ist zahlreichen Göttern zum Heil des Kommandeurs der Garnison von Obernburg, der cohors quarta Aquitanorum equitatae civium Romanorum, Lucius Petronius Florentinus[4]) geweiht, zu dem der Arzt, der aus Ostia[5]) stammte, anscheinend in einem schönen Freundschaftsverhältnis stand.

Der Text lautet[6]):

39. C. I. L. XIII. 6621. Obernburg. I(ovi) O(ptimo) M(aximo), Apollini et Aesculapio, Saluti, Fortunae, sacr(um) pro salute L(ucii)

Siehe daselbst S. 212—215. S. 214 heißt es daselbst: „In fact, it is more ornamented than many of the altars raised by this and other Cohorts to the worship of their gods".

1) Siehe Simpson, l. c., S. 214: Das Tier wird von einem Gelehrten als ein Hase angesehen, ein Zeichen des ärztlichen Berufs, bei dem stets Wachsamkeit geübt werden müsse, von einem anderen als ein Kaninchen, ein Emblem für die spanische Nation, so daß demnach der Arzt ein Spanier gewesen wäre.

2) Archives générales de médecine. 1857. p. 624—631.

3) Siehe: „Das Kastell Obernburg" von Kreisrichter A. D. Conrady, Lief. XVIII von „Der obergermanisch-rätische Limes des Römerreichs". Heidelberg 1903.

4) Die cohors IV Aquitanorum equ. c. R. läßt sich von 74—134 n. Chr. für Obergermanien in allen Militärdiplomen nachweisen. Der Kommandeur Petronius Florentinus ist auch auf dem Votivstein C. I. L. XIII. 6620 erwähnt.

5) v. Domaszewski, Die Rangordnung d. r. H., l. c., S. 58 sagt: „Die Herkunft des Arztes aus Ostia beweist eine freie Zuteilung durch das Armeekommando und eine eximierte Stellung" und ebenda, Anm. 11: „Auf dem Wege der Konskription kann dieser Arzt nicht an den obergermanischen Limes gekommen sein."

6) Zu Abbildung 9. Die Abbildung ist Tafel IV des obengenannten Werkes entnommen (Fig. 8, a—c). Außergewöhnlich sind die Darstellungen auf den beiden Schmalseiten des Denksteins. Auf der rechten Seitenfläche steht Neptun, in der Rechten einen in die Höhe gerichteten Delphin haltend, mit der erhobenen Linken sich auf einen großen Dreizack stützend. Neben seinem rechten Fuß sitzt ein Vogel, der mit verrenktem Kopf den langen, halbgeöffneten Schnabel fast senkrecht

Petronii Florentini, praef(ecti) coh(ortis) quartae Aq(uitanorum) eq(uitatae) c(ivium) R(omanorum), M(arcus) Rubrius Zosimus, medicus coh(ortis) s(upra)s(criptae), domu Ostia v(otum) s(olvit) l(ibens) l(aetus) m(erito).

Gleichfalls in Deutschland, in dem Kastell Groß-Krotzenburg, 7 km südöstlich Hanau am Main, wurde in dem Mithrasheiligtum rechts von

Abbildung 9.

APOLLINIETAES
CVLAPIOSALVT
FORTVNAESACR
PROSALVTEL·PE
TRONIFLORENTI
NIPRAEF COHIIII
AQ EQ C R M RV
BRIVSZOSIMVS
MEDICVSCOHSS
L L M

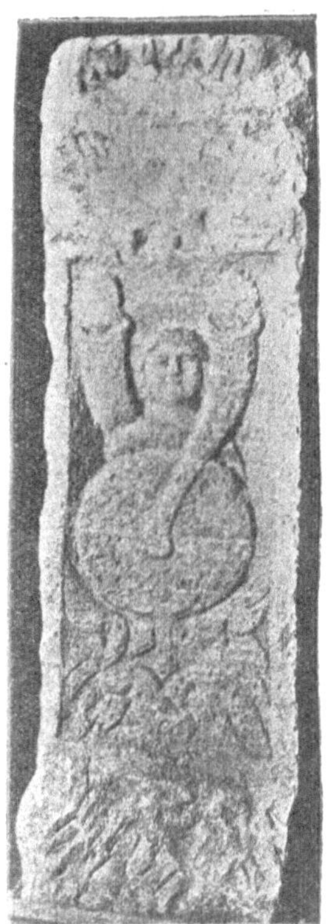

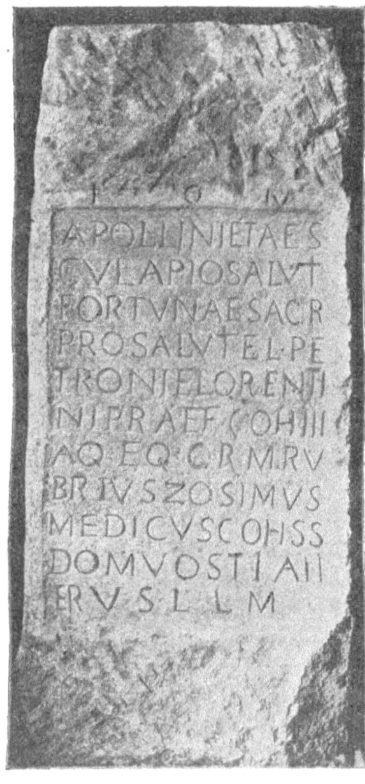

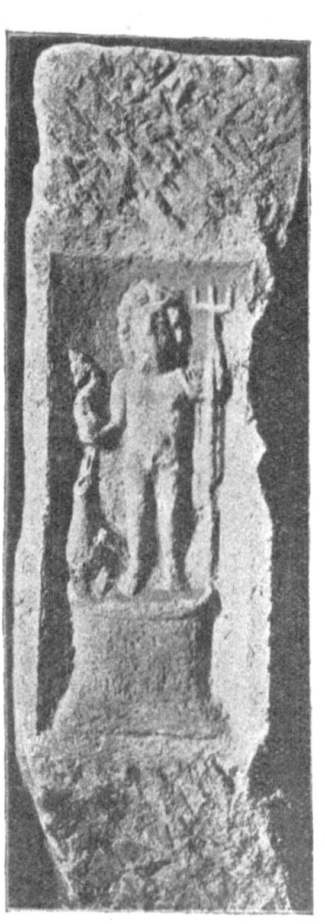

Votivstein, den der Arzt der cohors IV, Aquitanorum Marcus Rubrius Zosimus, dem Jupiter und Apollo, dem Aeskulap und der Salus, sowie der Fortuna weiht zum Heile des Kommandeurs seiner Truppe. Aus Obernburg a. Main.

dem großen Kultbild des Mithras, der Sockel eines Steins gefunden (der Stein selbst lag einige Schritte entfernt), den ein Arzt der cohors IV Vindelicorum dem Mithras weihte[1]).

---

in die Höhe reckt. Die linke Schmalseite zeigt den Oberkörper einer Fortuna, die von 2 Füllhörnern umrahmt ist. Warum Neptun, der auf der Inschrift gar nicht genannt ist, abgebildet ist, ist rätselhaft. Vergl. Conrady, l. c., S. 27. Ein Abguß des Steines befindet sich auf der Saalburg.

1) Der Stein ist zugleich mit dem großen Kultbild des Mithras abgebildet

Die Inschrift lautet nach Wolff[1]):

40. C. I. L. XIII. 7415. Groß-Krotzenburg. — D(eo) [Soli] inv(icto) L(ucius) Fabi(us) Anthi(mus?) v(otum) s(olvit) l(ibens) l(aetus) m(erito) med(icus) [coh(ortis)] IIII (?) [Vindelicorum][2]).

Der Stein stammt aus der Zeit des Hadrian oder Pius.

Einen weiteren Kohortenarzt lernen wir in folgender Inschrift kennen:

41. Cagnat, Année épigraphique 1904. Nr. 290. — Timacum minus. — D(iis) M(anibus) T(ito) Ae[lio] Martia[li], med(ico) coh(ortis) II Aur(eliae) Dar(danorum)[3]), stip(endiorum) XXII et Aelia Latina . . .

Unter den Aerzten der Hilfstruppen führt v. Domaszewski[4]) auch den auf der nächsten Inschrift verzeichneten auf, dessen militärischen Charakter man nur vermuten kann:

42. C. I. L. XIII. 7094[5]). Mogontiacum. — Peregrino Heliodoro, consummatae peritiae medico et mirae pietatis juveni, Cominia Faustina, mater infelicissima, f(acere) c(uravit).

Interessant ist bei dieser Inschrift, daß auf ihr der hervorragenden Kenntnisse des Arztes Erwähnung getan wird. Derartige Zusätze fehlen bei allen anderen Inschriften.

Auf einem Stein ist der Name der Kohorte nicht genannt:

43. C. I. L. III. 7490. Hirschowa. — D(iis) M(anibus) Q(uinto) Erucio Victori, medico coh(ortis)[6]).

---

auf der Tafel I der Veröffentlichung von Wolff: Das Römerkastell und das Mithrasheiligtum von Groß-Krotzenburg am Main, nebst Beiträgen zur Lösung der Frage über die architektonische Beschaffenheit der Mithrasheiligtümer. Zeitschr. d. Ver. f. hess. Gesch. u. Landesk. Neue Folge VIII. Suppl. Kassel 1882. Er ist S. 44 bis 46 ebenda beschrieben.

1) Siehe: Der obergermanisch-rätische Limes des Römerreichs. (Lief. XX.) Aus Bd. II. No. 23. Auch hier findet sich auf Taf. VI, Fig. 3 eine wenig vorteilhafte Abbildung des Steins.

2) Die cohors IV Vindelicorum ist eine der am häufigsten durch Ziegelstempel bezeugten Kohorten des obergermanischen Heeres. Inschriften sind nur in Groß-Krotzenburg gefunden.

3) Nach Premerstein und Vuliç: „Antike Denkmäler in Serbien", Beiblatt der Jahreshefte des österreichischen archäologischen Instituts, 1903, S. 43, ist die cohors II Aurelia wahrscheinlich von Marc Aurel im Markomannenkrieg 166 n. Chr. aus einheimischen Milizen ausgehoben. Sie hatte ihr Standquartier im Kastell von Timacum an der Nordgrenze von Dardania.

4) v. Domaszewski, Die Rangordnung d. r. H. l. c. S. 58. Anm. 8.

5) Bei Steiner, Codex inscr. roman. Rheni, Darmstadt 1837, ist im Register 8, S. 219, Heliodorus als med. leg. IV bezeichnet (s. Nr. 15.)

6) Droysen, Dr. H., „Das Militärmedizinalwesen der römischen Kaiserzeit", l. c., S. 40, bezeichnet, meines Erachtens mit Unrecht, als Militärarzt den Sohn eines Offiziers der I. Thebaischen Kohorte, Hoppius. Ob der Sohn überhaupt

3. Die medici alae.

Von den Aerzten, die den Reiterschwadronen — alae equitum —, welche auch entweder 500 oder 1000 Mann stark waren, beigegeben waren, sind uns drei Inschriften bekannt.

Die erste von diesen bietet insofern besonderes Interesse, als sie uns eine Antwort auf die Frage gibt, was aus den Militärärzten wurde, wenn sie ihren Dienst quittiert hatten. Sie lautet:

44. C. I. L. XI. 3007. Ager Viterbiensis. — D(iis) M(anibus) M(arco) Ulpio, Cl(audii) fil(io), Sporo, medico alar(um) Indianae et tertiae Astorum[1]) et salariario civitati[s] splendidissimae Ferentinensium, Ulpius Protog[e]nes lib(ens) pat(ri) b(ene) m(erenti) f(ecit).

Ulpius Sporus war also, nachdem er seine Dienstzeit bei zwei Schwadronen[2]) vollendet hatte, als besoldeter Gemeindearzt (salariarius) in der kleinen Stadt Ferentinum angestellt. Die Inschrift stammt aus der Zeit des Trajan; zu dieser Zeit stellten bereits die Gemeinden aus eigenen Mitteln Gemeindeärzte an, die in den von den Gemeinden eingerichteten Polikliniken (*ἰατρεῖαι*) die Armen unentgeltlich behandelten[3]).

Arzt war oder wie im C. I. Gr. aufgelöst wird, derselbe nur den Namen „*Ἰατρὸς*“ führte, kann zweifelhaft sein. Die Inschrift lautet: C. I. Gr. 5054. Talmi (Aegypten): *Τὸ προσκύνημ[α Γ]αίου Ἀ[ννέ]ου. ἱπ[π]έως Χώρτης ᾱ Θηβα(ίων), ἱπ[πικῆς] τύρμης, Ὀππίου καὶ Οὐαλερᾶτος ἰατροῦ, υἱοῦ[α]ὐτοῦ, καὶ Ἀρρίου, υἱοῦ αὐτοῦ . . . . [ποιησ] ά[μεν]ος μνήμ[ην παρὰ] θ[ε]ῷ Μ[α[νδούλι . . . .]*. Eine Weihinschrift für den Gott Manduli.

1) Die ala Gallorum Indiana hatte ihren Namen von dem Trevirer Julius Indus, der sich im Jahre 21 n. Chr. auf seiten der Römer besonders auszeichnete. Die ala tertia Astorum ist sonst nicht erwähnt; s. Pauly-Wissowa, Realencyklopädie d. klass. Altertums. I. S. 1243 bzw. 1231.

2) S. S. 27. Guardia, J. M., Le service de santé des armées dans l'antiquité, l. c., p. 43, meint, es sei zweifelhaft, ob Sporus erst Gemeindearzt in dem kleinen Nest Ferentinum (s. Horaz ep., I, 17, 38, ed. Teubner, S. 279) gewesen sei, oder umgekehrt. Die Inschrift soll beweisen, daß die Aerzte nur eine kurze Zeit lang dienten, und zwar seien sie zum Dienst eingezogen worden, soweit sie sich nicht freiwillig stellten. S. dazu S. 56.

3) Nach Pohl, De Graecorum medicis publicis, Berlin 1905, wurde die Einrichtung der Gemeindeärzte durch die Römer von den Griechen übernommen. Pohl sagt l. c. S. 43: „Saec. II medici publici archiatri vocati in urbibus Graecis ubique exstant, atque ex his institutum et nomen in alias provincias imperii Romani transiit“. Ueber Gemeindeärzte s. Häser, Geschichte der Medizin, 1875, III. Aufl., Bd. I, S. 413 ff.; J. Bloch im Handbuch der Geschichte der Medizin von Neuburger-Pagel, Jena 1902, S. 583—585 und Meyer, Geschichte des römischen Aerztestandes, Kiel 1904, S. 56 ff.

In England wurde in Binchester (dem alten Vinovia) ein Votivstein gefunden, auf dem die Figur des Aeskulap noch erhalten ist, während von der der Salus nur ein Teil noch sichtbar ist [s. Abbildung 10[1])].

45. Ephemeris epigraphica VII. 979. XXXV. Vinovia. — [Aesc]ulapio [et] Saluti. [Pro salu]te[2]) alae Vet(tonum)[3]) c(ivium)

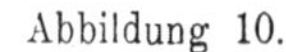
Abbildung 10.

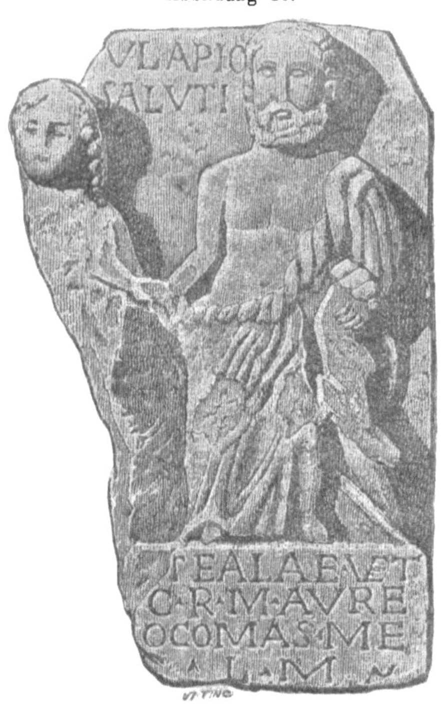

Votivstein, den der medicus alae Vettonum dem Aeskulap und der Salus zum Heile seiner Ala setzen ließ.

R(omanorum) M(arcus) Aure[lius] [Habr]ocomas[4]), me[d(icus) a(lae) s(uprascriptae)], l(ibens) m(erito).

---

1) Der Stein befindet sich jetzt im Britischen Museum. Die Abbildung stammt aus der Arbeit von H. Barnes, „On Roman Medicine and Roman Medical Practitioners“ in den Transactions of the Cumberland and Westmorland Antiquarian and Archaeological Societys. New Ser. Vol. I. 1901. p. 62.

2) Zum Heil seiner Truppe setzt auch der Truppenarzt in Nr. 2, 28, 33 einen Votivstein.

3) Die ala Hispanorum Vettonum gehörte seit Trajan zur Besatzung Britanniens. Die Inschrift stammt frühestens aus der Zeit Trajans, früher stand die ala in Nieder- und Obergermanien. S. Pauly-Wissowa, Realencyklopädie d. klass. Altertums. I. S. 1269.

4) S. Barnes, l. c., S. 63. Wie der Arzt eigentlich geheißen hat, ist sehr umstritten. Man ergänzt: Chrysocomas, Glossocomas, Leucocomas und Habrocomas.

Von der nächsten Inschrift, die in Aegyptus superior gefunden wurde, sind nur wenige Worte erhalten, man erkennt weder den Namen des Arztes, noch den der ala.

46. C. I. Gr. add. 4716 d[57]. „In valle Hamammat". *Τὸ προσκύνημα Λογγίνου, ἱππέ[ω]ς καὶ τοῦ ἱππ(ικοῦ) ἰατροῦ.* Also ein Weihgeschenk des Reiters Longinus und des Arztes der ala equitum.

V. Die Marinemilitärärzte.

Die Besprechung der Inschriften, die von den Aerzten der römischen Kriegsmarine handeln, möchte ich mit einer Inschrift einleiten, die wohl zu den interessantesten Denkmälern der Vergangenheit unseres Standes gehört (s. Abbildung 11).

Abbildung 11.

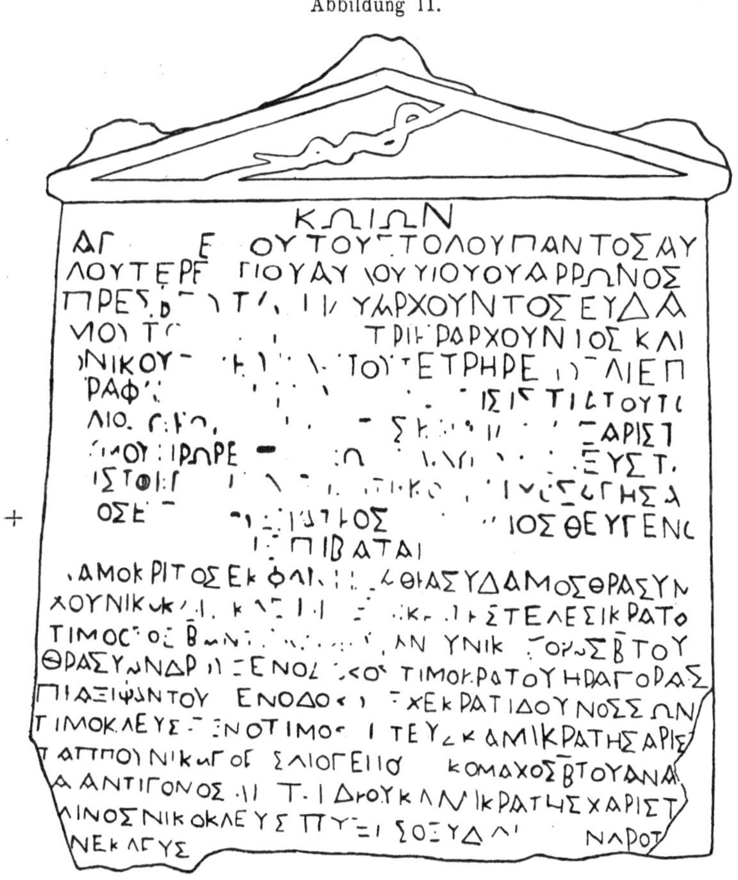

Verzeichnis der Besatzung eines griechischen Kriegsschiffes von der Insel Kos.
+ In dieser Reihe Erwähnung des Arztes!

Sie wurde in Bujekdere bei Konstantinopel entdeckt. Die Marmorplatte, auf der sie verzeichnet ist, lag jahrelang unbeachtet am Hofbrunnen des Botschafterpalais von Oesterreich-Ungarn. Sie stammt nach Kalinka[1]), der zuerst über sie schrieb, aus dem ersten vorchristlichen Jahrhundert.

Die Inschrift handelt von der Besatzung einer aus Kos stammenden, also griechischen Tetrere (Vierruderer), die zu einer Flotte gehörte, welche unter dem Oberkommando des Aulus Terentius Varro steht. Zu welchem Zweck die Römer damals die Flotte zusammenzogen, ist unbekannt. Was uns die Inschrift aber so wertvoll und interessant macht, ist der Umstand, daß sich in ihr auch der Arzt des Kriegsschiffes verzeichnet findet. Er ist bis heut der einzige griechische Flottenarzt, der uns bekannt ist, wie überhaupt die Quellen für die Geschichte des griechischen Militärsanitätswesens noch viel spärlicher fließen, als für die des römischen. Ob damals bereits sämtliche griechische Kriegsschiffe Aerzte an Bord hatten, oder ob die Koer[2]), bei denen die Pflege der Heilkunst ja durch Jahrhunderte in schönster Blüte stand, mit der Anstellung eines Schiffsarztes etwas Besonderes taten, läßt sich natürlich nicht feststellen. Die Inschrift lautet:

47. Jahreshefte des österr. archäol. Instituts. 1899. S. 33. — Bujekdere[3]). *Κωίων. Ἀγ[ουμ]έ[ν]ου τοῦ στόλου πάντος Αὔλου Τερε[ν]τίου, Αὔλου υἱοῦ, Οὐάρρωνος, πρεσβευτ[ᾶ, ν]αυαρχοῦντος Εὐδάμου τ[οῦ . . . . .], τριηραρχοῦντος Κλ[εο]νικοῦ, [τοῦ] Εὐκάρπου . τετρήρεως, αἱ ἐπ[ιγ]ραφ[ὰ . . . . , μονάρχου Πε]ισιστράτου τ[οῦ] Ἀ[λ]ι[οδ]ώρ[ου, κυβερνάτα]ς Κα[ρκιμένη]ς Ἀρισι[ωνύ]μου, [π]ρωρε[ὺς Τίμ]ω[ν Γλαύκου, κελ]ευστὰ[ς Ἀρι]στοκ[ράτης δίς, πεν]τηκ[όνταρ]χος Ἀγήσα[νδρ]ος Ἐ[ργοτέλο]υς, ἰατρὸς . . . . . [ν]ος Θευγένο[υ].* Dann folgen die Namen von mindestens 20 Seesoldaten (*ἐπιβάται*).

1) Kalinka, Mitteilungen aus Konstantinopel. Jahreshefte des österreichischen archäologischen Instituts. Wien 1898. Bd. I. S. 31—34.

2) Durch die von Herzog durchgeführten Ausgrabungen auf Kos sind eine Reihe bedeutsamer Arztinschriften im dortigen Asclepieion aufgedeckt, von denen eine uns mit dem Militärarzt Hermias bekannt macht, den die Koer den Gortyniern auf Kreta als Hilfe während der Kriegswirren auf der Insel (213—211 v. Chr.) sandten und der sich sehr bewährte; s. Archäol. Anzeiger, 1903, S. 1—12, 186—199, 1905, S. 1—15. Die dritte uns bekannte Inschrift, die von einem griechischen Militärarzt handelt, ist die bekannte Inschrift von Idalion (M. Schmidt, Die Inschrift von Idalion, Jena 1875), die aus dem 5. Jahrhundert v. Chr. stammt und von einem Arzt Onasilos handelt, der mit seinen Schülern im Kriege unentgeltlich Hilfe leistete und dafür nachträglich belohnt wurde.

3) Der Aeskulapstab im Giebelfeld der Tafel ist das Wappen von Kos seit dem ersten vorchristlichen Jahrhundert.

Die Inschrift besagt also, daß unter dem römischen Befehlshaber Aulus Terentius Varro, dem wohl als wirklicher Befehlshaber der Flotte der Nauarch Eudamos beigesellt war, während der Trierarch Kleonikos eine Abteilung der Flotte kommandierte, eine koische Tetrere zu einer Flotte gestoßen ist. Der Stab des Schiffes besteht aus dem Kapitän, dem κυβερνήτης, πρωρεὺς, κελευστὰς, πεντηκόνταρχος[1]) und dem Arzt.

Es ist sehr wahrscheinlich, daß die Römer, welche bei den Griechen Aerzte auf den Schiffen angestellt vorfanden, diese Einrichtung wie so viele andere übernahmen. Wir finden jedenfalls zur Kaiserzeit auf jedem Kriegsschiff mindestens einen Arzt. Diese waren vollkommen in die Stammrollen eingetragen, wirkliche Soldaten und empfingen, wie es scheint, sämtlich doppelten Sold und Ration, eine Vergünstigung, die durch den Zusatz des Wortes „duplicarius" zu medicus ausgedrückt wird[2]). Eine Inschrift ist verschiedenfach so gedeutet worden, als ob es auch Marineärzte gegeben habe, die nicht duplicarii gewesen seien. Ferrero[3]) deutet die im C. I. L. X. 3599 wiedergegebene Inschrift unter Nr. 128 wie folgt:

48. Ferrero 128[3]). Neapolis. — D(iis) M(anibus) L(ucio) Lollio Valenti, med(ico) triremi Fide, man(ipulari), milit(avit) dies decem et septem, [vi]xit ann(is) triginta [An]nia Eutyc[he] filio.

Briau[4]) deutet „Man(tuano)" statt „man(ipulari)" und führt die Ansicht Garruccis[5]) an, daß Lollius Valens noch zu kurze

---

1) Cartault, La trière Athénienne, Paris 1881, p. 224ff., bespricht die Rangordnung der griechischen Seeoffiziere. An der Spitze der Triere stand der Kapitän (τριηράρχος), unter dem zunächst der κυβερνήτης stand, der die Ausführung der einzelnen Manöver anordnete. Diesem war als direkter Untergebener zur Unterstützung der πρωρεὺς beigegeben. Der κελευστὰς dirigierte die Ruderer nach dem Befehl des κυβερνήτης, die er entweder direkt oder durch den πρωρεὺς empfing. Endlich gehörte zum Stabe der Offiziere der πεντηκόνταρχος, der dem Kapitän in allem, was die Verwaltung betraf, zur Seite stand, also für die Verpflegung und Ausrüstung des Schiffes zu sorgen hatte. Einen Arzt erwähnt Cartault nicht.

2) Briau, Du service de santé mil., l. c., p. 91, erwähnt einen Satz Cardinalis im „Memorie romane di antichita, T. I, p. 66: „Medici classiarii, i quali par ricevessero tutti doppio stipendio". Terentius Varro, De lingua latina, V, 16, 26, sagt: „duplicarii dicti, quibus ob virtutem duplicia cibaria (Getreidedeputat) ut darentur, institutum". Guardia, J. M., Le service de santé des armées u. s. f., l. c., p. 45, übersetzt duplicarius mit „surnuméraire, suppléant".

3) Ferrero, L'ordinamento delle armate romane. Turin 1878. p. 97.

4) Briau, Du service de santé mil., l. c., p. 91—92.

5) Bei Briau, l. c., p. 91 aus Garrucci, Classis praetoriae Misenensis monumenta, Neapoli 1852, Nr. 153: „Hic medicum manipularem nec duplicarium habes, qui decem et septem dies tantum militavit".

Zeit gedient habe, um doppelten Sold zu empfangen. Ich glaube mich der Ansicht, die im C. I. L. ihren Ausdruck gefunden hat, anschließen zu müssen und lese wie dort statt „med(icus)“ „Med(iolanensis)“, d. h. aus Mailand gebürtig, sonst wie Ferrero. Es handelt sich hier also gar nicht um einen Arzt, sondern um einen Seesoldaten (manipularis), der Mailänder ist. So ist uns tatsächlich bis heut kein Schiffsarzt bekannt, der nicht duplicarius ist. Andererseits kennen wir auch keinen medicus duplicarius, der nicht Schiffsarzt ist! Zwar führt von Domaszewski[1]) unter den Legionsärzten einen „duplicarius“ auf, doch ergibt der Vergleich mit einer in Misenum, dem einen der Flottenstützpunkte von Italien[2]), gefundenen Inschrift, daß dieser duplicarius, falls die Inschrift überhaupt echt ist, wohl auch ein Flottenarzt gewesen ist.

Die beiden Inschriften lauten:

49. C. I. L. VII. 1144, in Edinburg gefunden, originis incertae (!) — D(iis) M(anibus) C(ajo) Acilio Basso, medic(o) duplic(ario), collegae ejus.

50. C. I. L. X. 3441. Misenum (in agro Puteolano). D(iis) M(anibus) C(ajo) Acilio Basso, medic(o) duplic(ario), colleg(ae), dann folgen 2 Worte ATIVS und GNEIVS, deren Deutung unsicher ist, die aber jedenfalls verdorben sind.

Es ist nun nicht gut möglich, sich vorzustellen, daß von den 2 medici duplicarii mit dem gleichen Namen Acilius Bassus und der merkwürdig übereinstimmenden Inschrift, der eine ein Flotten-, der andere ein Legionsarzt gewesen ist.

Auf eine interessante Tatsache deutet aber das in beiden Inschriften vorkommende Wort „collegae“. Die Flottenärzte, das Gleiche können wir natürlich auch von den Aerzten des Landheeres annehmen[3]), bildeten also — ob allein, ob mit andern Principales zusammen, ist nicht festzustellen[4]) — ein sakrales Kollegium, eine Schola, welche einmal den Zweck verfolgte, sich in einem Kultgebäude (schola) zu gottesdienstlichen Handlungen zu vereinigen, zum andern dazu diente, sich gegenseitig zu unterstützen[5]).

---

1) von Domaszewski, Die Rangordnung d. r. H., l. c., S. 45.

2) Marquardt, r. Staatsverw., II², l. c., S. 45, der andere Flottenstützpunkt in Italien war Ravenna. S. Nr. 56.

3) Siehe S. 35. Ueber Vereinsbildungen der Zivilärzte s. Th. Meyer, Gesch. d. r. Aerztest., l. c. S. 65—68.

4) von Domaszewski, Die Rangordnung d. r. H., l. c. S. 45, Anm. 5, glaubt, daß die medici und die capsarii eigene Scholae gebildet hätten.

5) Näheres s. Marquardt, r. Staatsverw., II² l. c. S. 563 u. 564, sowie von Domaszewski, Die Religion des römischen Heeres. Westd. Zeitschr. f. Gesch. u. Kunst. 1895. Jahrg. 4. S. 86 u. 89.

Die vollkommene Einrangierung der Aerzte in das militärische Personal der Flotte kommt am deutlichsten in einer in Rom[1]) gefundenen Inschrift zum Ausdruck:

51. C. I. L. VI. 3910[2]). Rom. — T(ito) Flavio Euprepeti, mil(iti) class(is) pr(aetoriae) Mise(nensis), medicus duplic(arius), vix(it) ann(is) XXV, mil(itavit) an(nis) V, P(ublius) Cassius Lucanus, heres, b(ene) m(erenti) f(ecit).

Der Arzt wird also hier direkt als miles der Flotte bezeichnet und außerdem finden wir hier zum ersten Mal den bedeutsamen Ausdruck „militavit", der natürlich nur gedeutet werden kann: „er diente als Soldat".

Wir erfahren ferner aus der Inschrift, daß der Arzt, welcher mit 25 Jahren verstarb, schon 5 Jahre diente, das heißt also mit 20 Jahren eingetreten war, für einen Arzt ein recht jugendliches Alter (s. dazu S. 56 und Inschrift Nr. 12 und 56).

2 Inschriften machen uns mit dem Kriegsschiff bekannt, auf dem die Aerzte dienten. Beide Trieren, Cupido und Tigris, gehörten zur Flotte von Misenum.

52. C. I. L. X. 3442. Bajae. — D(iis) M(anibus) Juliae Veneriae M(arcus) Satrius Longin[us], medic[us] dupl(icarius) triere Cupid(ine), et Julia Veria liber(ta) her(edes) ben(e) mer(enti) fec(erunt).

53. C. I. L. X. 3443. Misenum. — D(iis) M(anibus) C(ajus) Octavius Fro[n]to, quondam medicus duplicar(ius) ex triere Tigr(ide), natione Cilix, C(ajus) Julius Fabianus, manip(ularis), fratri suo b(ene) m(erenti) fec(it).

Octavius Fronto war also Militärarzt außer Diensten[3]).

Weitere Inschriften der Flotte von Misenum kennen wir noch zwei:

54. C. I. L. X. 3444. Misenum. D(iis) M(anibus) Valeriae Isidorae Vern(ae) Misen(ensis), vix(it) an(nis) XVIII, mens(ibus) V, d(iebus) VIII, M(arcus) Jul(ius) Casulinus, med(icus) duplic(arius), conjugi b(ene) m(erenti) f(ecit).

55. C. I. L. VI. 32769, originis incertae, jetzt Dublin. D(iis) M(anibus) M(arco) Julio Capitolino, medico dupl(icario) cl(assis) pr(aetoriae) Misenensis, heres b(ene) m(erenti).

Von der zweiten italienischen Flotte, die vor Ravenna ihren Stützpunkt hatte, kennen wir nur eine Arztinschrift:

---

1) Siehe Marquardt, r. Staatsverw., II² l. c. S. 511, Ein Teil der Flottensoldaten gehörte zur Garnison von Rom.

2) Die gleiche Inschrift findet sich C. I. L. VI. 7653 und 32767.

3) Siehe S. 18 und 49.

56. C. I. L. XI. 19. Ravenna. — D(iis) M(anibus) Sexti Arri(i) Romani, medi[c(i)] dupl(icarii), n(atione) Aegyp(tii), v(ixit) a(nnis) viginti sex, m(ilitavit) a(nnis) quinque, M(arcus) Julius Sossianus, amic(us) car(issimus) et h(eres).

Auch hier sehen wir also einen Militärarzt vor uns, der schon mit 21 Jahren eingetreten war (s. Nr. 51) und der als Soldat diente (militavit).

Einen Arzt der britannischen Flotte haben wir S. 14 kennen gelernt[1]).

D. Die dienstlichen Verhältnisse der Militärärzte.

I. Die Dienstzeit.

Nach dem Briefe des Kaisers Antoninus an den Legionsarzt Aulus Numisius, der beginnt: „So lange Du im Interesse des Staates von zu Hause fort bist" [s. S. 18 und 64[2])] und nach dem Text des Codex Theodosianum XIII., 3. 10., nach dem die Aerzte der Stadt Rom möglichst wenig zum Kriegsdienst herangezogen werden sollen („ad militiam minime comprehendi"), spricht Th. Meyer[3]) seine Ansicht dahin aus, daß die Militärärzte nicht lange im Dienst geblieben zu sein scheinen, da sie ja auch nicht dazu gezwungen werden konnten[4]). Gegen diese Annahme sprechen aber verschiedene Gründe. Zunächst geht aus den beiden Inschriften Nr. 51 und 56 hervor, daß die Aerzte bei der Flotte ihre Dienstzeit verhältnismäßig früh (mit 20 bzw. 21 Jahren) begannen. Da uns auch ein 23jähriger Legionsarzt (Nr. 12) bekannt ist, so dürfte die Annahme gestattet sein, daß der Beginn der Dienstzeit bei den in Reih und Glied eingestellten Aerzten in das zwanzigste bis einundzwanzigste Jahr fiel. Wie lange aber die Dienstzeit gedauert hat, das nur annähernd festzustellen, sind wir nach den vorhandenen Quellen nicht in der Lage. Wissen wir doch nur von 2 Flottenärzten[5]), daß sie 5 Jahre lang dienten, als sie starben. Wir kennen andererseits Militärärzte der

1) Ueber die bei Paulus von Aegina erwähnten Schiffsärzte in byzantinischer Zeit, s. die Veröffentlichung von Iwan Bloch im Janus 1902. S. 15—16.

2) Codex Justinianus, lib. X., tit. 53, fr. 1. 6. Gaupp, Das Sanitätswesen in den Heeren der Alten. Nachrichten über das ev.-theol. Seminar Blaubeuren 1869, S. 25 nimmt zu Unrecht an, daß die legiones adjutrices (s. S. 18), deren einer A. Numisius angehörte, nach dem Feldzuge wieder auseinandergingen, und daß Numisius nur für die Dauer des Feldzuges eingezogen gewesen sei.

3) Th. Meyer, Geschichte des römischen Aerztestandes. Kiel 1907. S. 51.

4) S. auch S. 49, Anm. 2.

5) Nr. 51 und 56.

verschiedensten Altersstufen. So haben wir in Nr. 38 einen 25jährigen medicus ordinarius einer Kohorte, wir kennen einen 33- (Nr. 4), 47- (Nr. 37) und 48jährigen (Nr. 14) Militärarzt, so daß wir, wenn wir den Beginn der Dienstzeit in die zwanziger Jahre verlegen, auf eine über das Gewöhnliche hinausgehende Dienstzeit bei unserer Berechnung kommen würden. Bemerkenswerterweise sind die beiden letzterwähnten älteren Militärärzte verheiratet, so daß es nach meiner Ansicht nicht ausgeschlossen erscheint, daß, um die damals wie heute bei der Truppe nur spärlich vorhandenen Aerzte festzuhalten, sie außer anderen Vergünstigungen auch die Erlaubnis zu heiraten erhielten (s. S. 26). Nur ein einziges Zeugnis haben wir dafür, daß auch ein Militärarzt nach beendeter Dienstzeit als Veteran seine Belohnung erhält. Es findet sich in den Papiri Greco-Egizii[1]), die von Girolamo Vitelli 1906 veröffentlicht sind. Daselbst handelt es sich in Nr. 7 um Ländereien in Hermupolis Magna in Aegypten, die im 4. Jahrhundert n. Chr. unter eine große Anzahl von Veteranen verteilt wurden. Unter den verschiedensten Dienstgraden (die Namen sind alphabetisch geordnet) befindet sich nun auch S. 152, Zeile 783 ein Arzt erwähnt, welcher 2 Aruren[2]) Landes erhielt:

783// *Τούρβων οὐετρανὸς ἰατρὸς ι' πάγου ιδ𐅵β.*

Im Verhältnis zu den Landstreifen, die die anderen Veteranen erhielten, ist das Stückchen Land, das Turbo erhielt, recht winzig. Sudhoff[3]) wirft daher die Frage auf, ob bei dieser geringen Gabe vielleicht mit den ärztlichen Nebeneinnahmen gerechnet wurde?

Es hat aber, das können wir aus dieser Schrift schließen, tatsächlich Aerzte gegeben, welche eine bestimmte, gewiß der der anderen Heeresangehörigen entsprechende Dienstzeit durchmachten, nach deren Vollendung sie als Veteranen entlassen wurden. Da die vielen anderen uns bekannten Veteranenverzeichnisse niemals einen Arzt erwähnen, so ist es wahrscheinlich, daß eine große Anzahl von Aerzten nicht mit den anderen Veteranen zusammen entlassen wurde, sondern bei der Notwendigkeit der ärztlichen Hilfe für die Truppe und bei dem gewiß oft vorhandenen Mangel an Nachwuchs über ihre Dienstverpflichtung hinaus bei der Truppe festgehalten wurden. Aus diesem

---

1) Papiri Greco-Egizii pubblicati dalla R. Academia dei Lincei. Volume primo. Papiri Florentini di Girolamo Vitelli. Fasc. 2. Milano 1906. Die militärischen Chargenbezeichnungen finden sich in dem „*Αντινοιτικὰ ὀνόματα*“ bezeichneten Namensverzeichnis.

2) Eine Arure ist = 2756 qm.

3) Sudhoff, Aerztliches aus griechischen Papyrus - Urkunden. Studien zur Geschichte der Medizin. H. 5/6. S. 257—258.

Grunde könnten vielleicht auch die beiden greisen afrikanischen Aerzte, die 72 und 85 Jahre alt wurden (Nr. 18 und 8), ihr ganzes Leben im Dienste des Heeres in Lambaesis zugebracht haben (?).

II. Die Besoldung.

Der Sold der römischen Militärärzte war bei den Legionen, da sie, wie oben ausgeführt ist, den Rang der „Immunes" hatten, gleich dem des gemeinen Soldaten[1]). Er betrug seit Cäsar 225, seit Domitian 300[2]), seit Septimius Severus 500 Denare[3]) jährlich und freie Kost. Die Besoldung der Militärärzte der Hauptstadt wird entsprechend der Tatsache, daß die Gardetruppen wesentlich besser bezahlt wurden als die Linienregimenter, auch eine wesentlich höhere gewesen sein. So betrug z. B. zur Zeit des Severus der Sold des miles praetorianus 1700 Denare (s. o.)[4]). Corlieu[5]) sagt — woher die Angabe stammt, ist mir unbekannt —: „Plus tard les médecins reçurent un salaire fixé, pris sur le trésor public ou sur les nations vaincus". Marcuse[6]) ist der Ansicht, daß die verbrauchten Arzneien, die die Militärärzte entweder selbst bereiteten, oder schon bereitet kauften[7]), ihnen auf irgend eine Art vergütet worden seien. Guardia[8]) aber sagt: „Les médecins militaires reçevaient maigre solde et rançonnaient les soldats malades, ainsi qu'il était d'usage dans les armées de Charles-Quint". Letztere Bemerkung bezieht sich auf einen Brief des Kaisers Aurelian[9]) an seinen Tribunen, in dem er zum Schluß den Befehl gibt: „ut milites a medicis gratis curentur"; aus diesen Worten kann man wohl schließen, daß die Aerzte unrechtmäßiger Weise für ihre Behandlung außer ihrem Sold noch eine besondere Gratifikation von den Soldaten einstrichen.

Daß die Flottenärzte doppelten Sold empfingen, wurde S. 53 erwähnt.

---

1) v. Domaszewski, Die Rangordnung d. r. H. l. c. S. 71.

2) Marquardt, r. Staatsverw. II². l. c. S. 96—97.

3) v. Domaszewski, Die Rangordnung d. r. H. l. c. S. 71.

4) v. Domaszewski, Die Rangordnung d. r. H. l. c. S. 72.

5) Corlieu, La médecine militaire dans les armées grecques et romaines de l'antiquité. Revue scientifique 1892. p. 548.

6) Marcuse, Das Sanitätswesen in den Heeren der Alten. Der Militärarzt. 1901. S. 188.

7) Ueber die Beschaffung der Heilmittel, s. Friedlaender, Darstellungen aus der Sittengeschichte Roms. 6. Aufl. Leipzig 1888. I. T. S. 348ff.

8) Guardia, Le service de santé des armées. l. c. p. 30.

9) Flav. Vopisci Syracus., Divus Aurelianus, 7, 8, in „Scriptores historiae Augustae sex.", ed. Teubner, Bd. II, S. 153.

III. Uniform und Ausrüstung.

Auf dem Titelbilde sehen wir eine Szene aus einem Verbandplatz in einer großen Schlacht gegen die Dacier. Es ist dem Werk von Cichorius: „Die Reliefs der Trajanssäule“ [1]) entnommen. Wir sehen auf einem Felsen mit vor Schmerz verzerrtem Gesicht einen Auxiliar in der üblichen Uniform sitzen. Das rechte Bein ist gerade ausgestreckt, die linke große Zehe nach oben gekrümmt, der rechte Arm und die rechte Hand liegen auf der Schulter des links stehenden Soldaten, der ebenso gekleidet ist wie der hinter ihm stehende, der anscheinend auch einem Verwundeten Hilfe leistet [2]). Der vorn dargestellte Soldat beugt sich über das rechte Bein des Verwundeten und wickelt um dasselbe, seltsamer Weise über die Hosen, eine Rolle, ein Verbandstück, das er mit der rechten Hand umfaßt, und nach dem er mit der linken unter dem Bein des Verwundeten greift. Man nimmt nun an [3]), daß diese beiden Hilfe leistenden Soldaten Militärärzte sind. Ihrer Uniform nach wären sie dann Aerzte der Auxilia, die Aerzte der Legionen dürften wohl eine der der Legionssoldaten ähnliche Uniform gehabt haben.

Die Uniform, die wir besonders gut an dem sich bückenden Arzt studieren können, besteht [4]) aus einem auf dem bloßen Leib getragenen doppelten, wollenen Unterkleid (tunica), einem ganz kurzen unten gezackten Koller (focale), aus ledernen Beinkleidern (bracae), die bis zur Wade reichen und an denen die Stiefel (caligae) befestigt sind. Als Kopfbedeckung dient ein Helm ohne Nackenschild, als Waffe trägt der Arzt ein ganz kurzes Schwert (gladius) an einem Gehänge (balteus).

Was nun die speziell militärärztliche Ausstattung betrifft, so muß man aus der Menge der allerorten gefundenen ärztlichen Instrumente schließen, daß die römischen Militärärzte vorzüglich ausgerüstet waren.

---

1) Cichorius, Die Reliefs der Trajanssäule. Berlin 1896. Tafelband I. Tafel 31. Textband II. S. 198ff.

2) Auf Tafel 30 sieht man die andere Hälfte des dargestellten Verbandplatzes. Auf einem Felssitz sitzt ein Legionar, der sich mit der rechten Hand auf den Fels stützt, während ihn ein Kamerad mit beiden Armen unter die Schultern gefaßt hat. Ihm faßt der im Titelbild dargestellte Soldat vorsichtig den anscheinend verletzten Arm an der Achsel und an der Hand.

3) Marquardt, r. Staatsverw., II², l. c., S. 556, sagt mit Unrecht, daß die beiden Aerzte mit dem Ausziehen von Pfeilen beschäftigt seien; s. a. Brunner, Die Spuren der römischen Aerzte, l. c., S. 8ff, und Gurlt, Geschichte der Chirurgie. Berlin 1898. Bd. I. S. 327ff.

4) Siehe Gurlt, Geschichte der Chirurgie. Bd. I. l. c. S. 324—325 u. S. 328.

Abbildungen dieser Ausrüstung findet man in ungemein zahlreichen Veröffentlichungen. Gurlt[1]) hat auf den Tafeln II und III des I. Bandes seiner Geschichte der Chirurgie eine ausführliche Uebersicht über die damals von den Militärärzten gebrauchten Instrumente gegeben. Sie zeichnen sich durch große Einfachheit und Zweckmäßigkeit aus. Alle

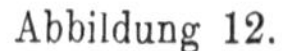

Abbildung 12.

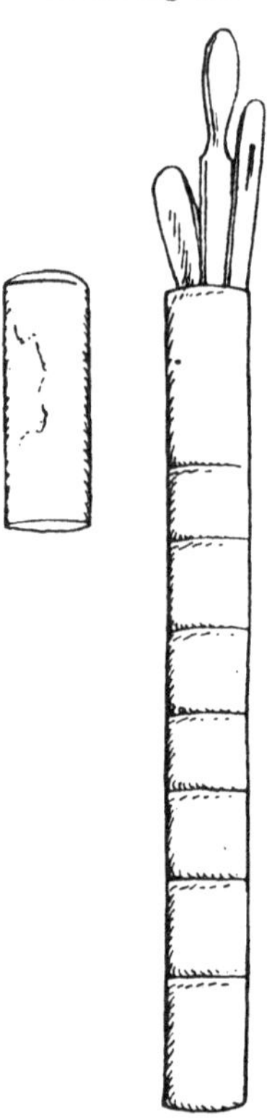

Sondenbesteck eines römischen Militärarztes.

sind aus Metall, Holzgriffe fehlen vollkommen. Häufig diente dasselbe Instrument mit je einem Ende verschiedenen Zwecken, z. B. die

1) Siehe Gurlt, Geschichte der Chirurgie. Bd. I. l. c., hinter S. 520. Ein ausführliches Literaturverzeichnis findet sich ebenda, S. 506, und bei Brunner, Die Spuren der römischen Aerzte, l. c., S. 26, ebenda sind die einzelnen Instrumente ausführlich beschrieben. Die wichtigsten anderen Veröffentlichungen sind: A. Védrènes, Traité de médecine de A. C. Celse. Paris 1876. 8. p. 749. Deneffe, Chirurgie antique. Étude sur la trousse d'un chirurgien gallo-romain du IIIe siècle. Anvers 1893. N. Senn, Pompeian surgery and surgical instruments. Med. News. Vol. 67. 1895. Nr. 26. p. 701.

Spatelsonden, bei denen an dem einen Ende ein Sondenknopf, an dem anderen ein Spatel angebracht war.

Von ganz besonderem Interesse sind nun die Bestecke, in denen der Arzt seine Instrumente mit in den Krieg nahm. Ein Besteck, anscheinend für Messer, Haken, Zangen, also ein größeres Wundbesteck haben wir als Relief unter der Inschrift Nr. 4 bereits kennen gelernt (s. Abbild. 4 und S. 24) und dabei auch der wenigen anderen

Abbildung 13.

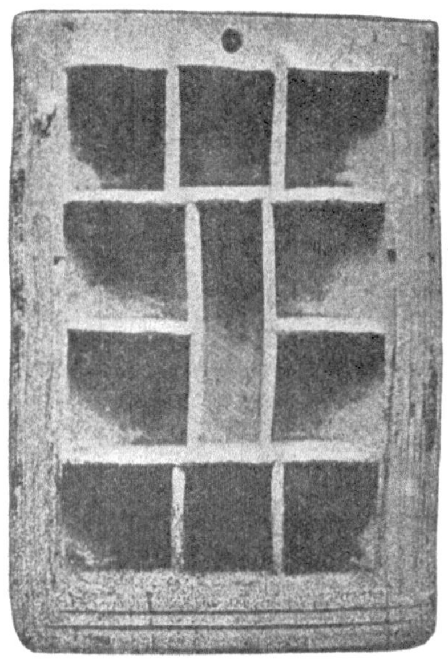

Abbildung 14.

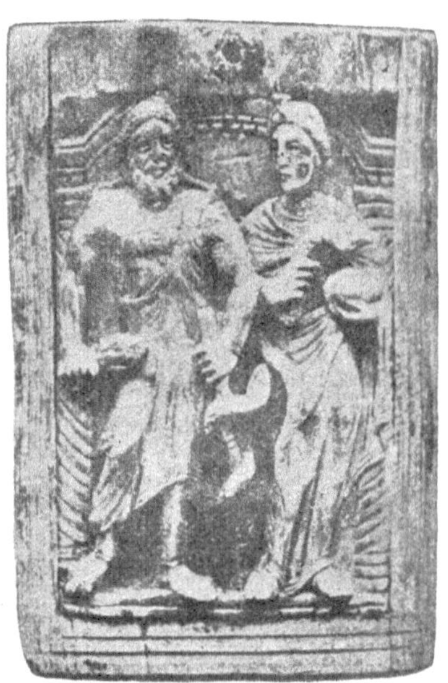

Inneres Schiebedeckel
der elfenbeinernen Taschenapotheke eines römischen Militärarztes.
Auf dem Deckel Asklepios und Hygiea.

bisher bekannten Darstellungen von Bestecken gedacht. Zur Aufbewahrung und zum Transport von kleineren Instrumenten bediente sich der Militärarzt eines zylindrischen federbüchsenartigen Bronzeetuis, von denen eine ganze Anzahl gefunden worden ist (s. Abbildung 12). In den von Brunner[1]) beschriebenen befanden sich ein

1) Brunner, Die Spuren der römischen Aerzte, l. c., S. 43 und Abb. 4 auf Taf. IV. Deneffe, Chirurgie antique, l. c., S. 12, sagt, solch ein Besteck habe in der Regel enthalten: „un cuiller, une curette, un ou deux stylets, une spatule, une pince". Ein solches Besteck empfahl bereits Hippocrates seinen Schülern mit auf Reisen zu nehmen. Deneffe, l. c., S. 33, beschreibt 6 solche „étuis cylindriques", gibt genau ihre Maße an und bildet auf Taf. 2, Fig. 1 u. 2 zwei Bestecke ab.

langgestieltes Ohrlöffelchen, ein Spatel, eine Knopfsonde und eine Löffelsonde. Diese kleinen Bestecke entsprechen also unserem militärärztlichen Taschenbesteck.

Daß die römischen Militärärzte auch Arzneimittel in kompendiöser Form mit ins Feld nahmen, beweist der Fund einer Anzahl von Taschenapotheken, deren Deckel oft kunstvoll verziert war, und in deren einzelnen, durch besondere Deckelchen verschließbaren Abteilungen einzelne Arzneimittel gesondert untergebracht wurden. Diese Taschenapotheken waren entweder aus Elfenbein oder aus Bronze verfertigt. Eine elfenbeinerne Taschenapotheke zeigt uns Abbildung 13 u. 14[1]. Sie enthält (s. die Abbild.) 11 größere und kleinere Kammern

Abbildung 15. Abbildung 16.

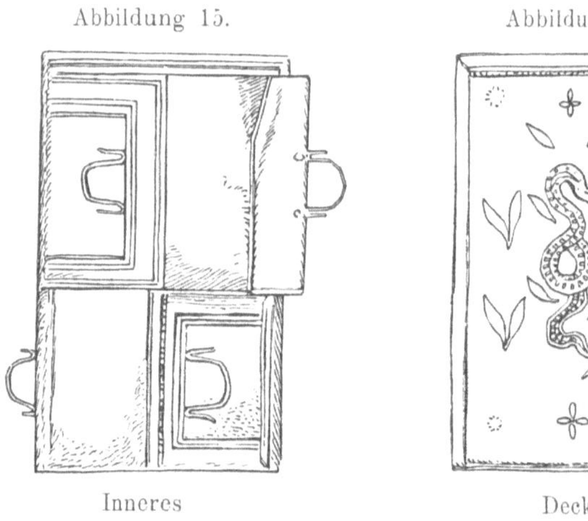

Inneres Deckel
einer bronzenen Taschenapotheke.
(Nach dem Mainzer Exemplar.)

zur Aufnahme von Arzneien, die, das beweist der kleine, für jedes Arzneimittel zur Verfügung stehende Raum, auch in Pillen- oder Tablettenform, wie heutzutage, mitgeführt worden sein müssen. Die Taschenapotheke wurde in der Schloßkirche Valeria in Sitten in der Schweiz gefunden, wo sie lange Zeit hindurch als Reliquienbehälter gedient hatte, trotzdem auf dem Schiebedeckel Asclepios und Hygiea abgebildet sind (s. die Abbildung). Die andern bekannten Taschenapotheken sind aus Bronze. Sie sind gleichfalls in verschiedene Ab-

1) Die Abbildungen entstammen einer Veröffentlichung von M. B. Reber (de Genève) im Bulletin de la Société française d'histoire de la Médecine. Tome II. 1903. S. 369—375. Daselbst auch die genaue Beschreibung des Kästchens, das auch von Brunner in: „Die Spuren der römischen Aerzte u. s. f.", l. c., S. 44 ff. beschrieben ist.

teilungen durch Zwischenwände getrennt. Auf ihrem Deckel ist entweder wie bei dem Mainzer Exemplar [s. Abbildung 15 und 16][1]) eine Aeskulapschlange kunstvoll eingelegt, oder wie bei den 2 Berliner[2]) Kästchen Aeskulap selbst dargestellt, oder endlich bei den drei im Museum in Neapel aufbewahrten[3]) keine Verzierung angebracht. In einem der letzten Arzneikästchen sind noch sämtliche Arzneimittel aufbewahrt[4]). Außer diesen Taschenapotheken haben die Aerzte anscheinend noch höchst kompendiöse Salbenbüchsen aus Metall, wie sie Deneffe beschreibt[5]), mit sich geführt.

Wie es mit der Ausstattung der Militärärzte mit Verbandmitteln bestellt war, darüber fehlen uns alle Nachrichten. Besonders reichlich scheint sie nicht gewesen zu sein, sonst hätte der Kaiser Trajan nicht nötig gehabt, zu handeln, wie uns Dio Cassius[6]) erzählt: „Als die Verbandmittel bei den Soldaten zu fehlen begannen, schonte er seine eigene Kleidung nicht, sondern zerriß sie, um die Wunden der Soldaten zu verbinden[7])".

IV. Soziale und rechtliche Stellung.

Daß die Stellung der Militärärzte ihrem niederen Range entsprechend keine besonders glänzende war, das kann aus dem bisher Gesagten ohne weiteres geschlossen werden. Haben wir doch auf den Inschriften die Aerzte als Gefährten gemeiner Soldaten häufig kennen gelernt, sehen wir sie doch gekleidet und besoldet wie diese.

1) S. Lindenschmidt, Die Altertümer unserer heidnischen Vorzeit, Bd. IV, Tafel 16 und die dazu gehörige Beschreibung. Eine Nachbildung des Kästchens findet sich im Saalburgmuseum.

2) Abbildungen der Kästchen und Beschreibung derselben in den Bonner Jahrbüchern, Bd. XIV, S. 33 und Tafel I und II. Das eine wurde in Neapel, das andere zwischen Neuß und Xanten gefunden.

3) Die Neapeler Kästchen sind bei Deneffe, Chirurgie antique, l. c., S. 37 und 38 beschrieben, 2 von ihnen auf Tafel 2, Figur 1 und 6 und auf Tafel 7, Figur 3 abgebildet.

4) Ceci, Piccoli bronzi del museo nazionale di Napoli, Tafel VII, Fig. 18, bildet ein in Pompeji gefundenes Kästchen ab, in dem sich fanden „diversi medicamenti e trochisci" identisch mit dem dritten von Deneffe beschriebenen.

5) Eine silberne Feldsalbenbüchse ist bei Deneffe, Chirurgie antique, l. c., Tafel 2, Fig. 5 abgebildet und ebenda, S. 36ff. beschrieben; Tafel 3, Fig. 5, 6 und 7 sind versilberte bzw. vergoldete Bronzetuben für Salben abgebildet, die ebenfalls leicht in der Tasche mitgenommen werden konnten. S. ihre Beschreibung, ebenda, S. 39—40.

6) Dio Cassius, Rom. Hist. Epitom. Traj. XIIII.

7) S. auch Tacitus, Annal. I, 69. Agrippina verteilt Verbandmittel unter die Verwundeten („fomenta dilargita est") und Annal. I, 65 beim Rückzug gehen die Verbandmittel verloren („non fomenta sauciis").

Wir wissen ferner, daß sie stets in der niederen Rangstellung verblieben, niemals avanzierten, und daß sie der Wohltaten, die die andern ausgedienten Soldaten in reichem Maße empfingen, nur selten teilhaftig wurden, vielmehr oft bis ins hohe Alter hinein fern von der Heimat an den Grenzen des gewaltigen Römerreichs ihr Leben zubrachten. Trotzdem sind uns einige Vergünstigungen bekannt, die speziell den Militärärzten zugebilligt wurden, wahrscheinlich aus dem Grunde, Aerzte zum Dienst im Heere zu bewegen und festzuhalten. So lesen wir im Codex Justinianus, X, 53 (52), § 1, 6 in dem schon zweimal (S. 18 und 56) erwähnten Brief des Kaisers Antoninus an den Legionsarzt der legio II adjutrix Aulus Numisius: „Cum te medicum legionis secundae adjutricis esse dicas, munera civilia, quamdiu rei publica causa abfueris, suscipere non cogeris; cum autem abesse desieris post finitam eo jure vacationem, si in eorum numero[1]) eris, qui ad beneficia medicis concessa pertinent, ea immunitate uteris.“ Für unser Empfinden ist es eigentlich selbstverständlich, daß der Arzt, solange er im Interesse des Staates als Militärarzt tätig war, nicht zur Uebernahme bürgerlicher Lasten gezwungen werden konnte. Dieses Privileg erlosch, wie aus Obigem hervorgeht, nach Beendigung seiner Tätigkeit als Arzt bei der Truppe, deshalb wird als besondere Vergünstigung hinzugefügt, daß, falls der Arzt auch später fernbleiben wollte, er die den staatlich anerkannten Aerzten bewilligten Vorrechte, und deren gab es eine große Anzahl[2]), genießen sollte.

Als weiteres speziell den Militärärzten zugestandenes Vorrecht nennt Kühn[3]) das „jus restitutionis“. In den Digesten (lib. IV, tit. 6, Nr. 33) heißt es: „Militum medici, quoniam officium, quod gerunt, et publice prodest, et fraudem eis adferre non debet, restitutionis auxilium implorare possunt.“ Dieses „Recht auf Ersatzanspruch“, wie es Gaupp[4]) auffaßt, für den Fall, daß die Militärärzte während ihrer Abwesenheit im Felde und infolge derselben

---

1) Das Institut des „numerus“ ist erst von Antoninus Pius eingeführt und bedeutet die Gesamtheit der amtlich anerkannten, der approbierten Aerzte. S. Theodor Meyer, Geschichte d. röm. Aerztest., l. c , S. 29.

2) Kühn, De medicinae militaris apud veteres u. s. f., l. c., X, S. 5—10 und XI, S. 3—8 zählt eine große Zahl von Privilegien auf, die allen Aerzten, nach seiner Ansicht also auch den Militärärzten verliehen wurden. Er hebt besonders die Steuerfreiheit und die Befreiung von andern persönlichen und Vermögenslasten hervor (munera personalia et patrimonii), S. auch Theodor Meyer, Geschichte d. röm. Aerztest. l. c. S. 36—41.

3) Kühn, De medic. mil. ap. vet. cond. l. c. XI. S. 7.

4) Gaupp, Das Sanitätsw. in den H. d. Alt. l. c. S. 25.

irgend einen materiellen Schaden erlitten hatten[1]), wurde von Alexander Severus auf ein Jahr beschränkt (Cod. Justin, lib. II, tit. 50 (51), fr. 2). Nach Kühn[2]) hat Gordian (Cod. Justin, l. c., fr. 5) die Dauer des Privilegs auf 4 Jahre erweitert, am weitesten ging aber Julius Paulus, der bekannte Jurist des zweiten Jahrhunderts, der will, daß das Privileg keine zeitlich begrenzte, sondern dauernde Giltigkeit habe.

E. Die Ausbildung der Militärärzte.

Bereits S. 34 wurde darauf hingewiesen, daß wir annehmen müssen, daß die Militärärzte außerhalb Roms sowohl chirurgisch, als auch in der Behandlung innerer Krankheiten ausgebildet waren[3]). Wie weitgehend sie in modernem Sinne wirklich durchgebildete Aerzte waren, das können wir natürlich, da fast alle Nachrichten darüber fehlen, nur vermuten. Sicher ist es einmal, daß es im Heere eine ganze Anzahl wissenschaftlich hochstehender Aerzte gegeben hat, denken wir an Archigenes (S. 38), Dioscurides (S. 16) oder an die von Galen erwähnten Aerzte (S. 14). Zum anderen wissen wir, daß bereits zu Beginn des ersten nachchristlichen Jahrhunderts uns durch Celsus[4]) die kriegschirurgischen Grundsätze seiner Zeit überliefert wurden, welche uns auf einen verhältnismäßig hohen Grad ärztlichen Könnens und Wissens schließen lassen. Und daß diese Grundsätze im Laufe der nächsten Jahrhunderte weiter geübt und vervollkommnet wurden, daß sie bis ins Mittelalter hinein ihre Bedeutung behielten und befolgt wurden, dafür ist uns das 88. Kapitel aus dem sechsten Buch des

1) Mommsen (s. Ewer, Beamtete Aerzte im alten Rom. Deutsche med. Presse. 1899. Nr. 23) erklärt das „jus restitutionis" folgendermaßen: „Das römische Recht bevollmächtigte die Gerichte unter Umständen ein abgeschlossenes Rechtsgeschäft, z. B. einen Kauf oder Verkauf zu kassieren, also die daraus entspringenden Klagen nicht zuzulassen, bei schon erfolgter Erfüllung der daraus entspringenden Ansprüche die Rückgabe anzuordnen. Dieses Privilegium kommt in den Rechtsordnungen der Kaiserzeit auch vor als geknüpft an gewisse amtliche oder quasiamtliche Kollegien und unter diesen befinden sich die Militärärzte.

2) S. Kühn, De medic. mil. ap. vet. cond. l. c. XI. S. 7-8.

3) S. dazu auch S. 70 u. 71.

4) Celsus, Ueber die Arzneiwissenschaft, lib. VII, cap. 5, ed. Teubner, S. 269—271, handelt von der Ausziehung der Geschosse aus dem Körper. Uebersetzt ist das Kapitel von Frölich in der Deutschen militärärztl. Zeitschr., Jahrg. I, 1872, S. 525 ff., und noch einmal in der Arbeit: „Ueber die Kriegschirurgie der alten Römer", l. c., S. 296 ff., ferner in der Celsusübersetzung von Frieboes, Braunschweig 1906, S. 370—373.

Werkes des Paulus von Aegina[1]) ein Beweis, das von der Ausziehung der Geschosse handelt und das völlig moderne Grundsätze für das durch die Verletzungen der verschiedenen Körperteile bedingte Handeln aufstellt. Die Kenntnisse und Erfahrungen aber in der Kriegschirurgie konnten, das besagt ja der Name, nur im Kriege, also durch die Militärärzte erworben werden. Wir werden daher nicht fehl gehen, wenn wir annehmen, daß die Militärärzte im alten Rom zum großen Teil wissenschaftlich gebildete Aerzte waren, die das Wissen und Können ihrer Zeit zum Besten der ihnen anvertrauten Soldaten verwandten und die in bezug auf ihre Kenntnisse und ihr Können den Feldscherern des Mittelalters weit überlegen waren[2]). Freilich dürfen wir dabei nicht vergessen, daß bis ins dritte nachchristliche Jahrhundert hinein jeder des Medizinstudiums Beflissene sich die Kenntnisse aneignete, die er für sich zur Ausübung der Heilkunst für notwendig hielt. Er schloß sich irgend einem bekannten Arzte an, von dessen Heilerfolgen er hatte reden hören und lernte dessen Methode der Krankenbehandlung. Erst seit Septimius Severus (193—211 n. Chr.) bedurfte es zur Ausübung der Heilkunde als Arzt (medicus) einer Approbation. Nur ein „medicus a republica probatus“ konnte als Arzt tätig sein. Alexander Severus (222—235) aber ließ den Lehrern der Heilkunde öffentliche Hörsäle errichten, machte also den Unterricht in der Medizin zu einer öffentlichen Staatsangelegenheit[3]). Bis in diese Zeit hinein werden wir jedenfalls ganz

---

1) Das Kapitel: „*Περὶ βελῶν ἐξαιρέσεως*“ ist neuerdings nach einer neu aufgefundenen Handschrift durch Schöne wieder veröffentlicht (Bonner Jahrbücher, 1909, H. 118, S. 1 ff.). Uebersetzt ist das Kapitel von Frölich in der Wiener med. Wochenschr., 1880, S. 1241 ff. u. 1265 ff. und von Gurlt in der „Geschichte der Chirurgie“, Bd. I, 1898, S. 580—584. Paulus von Aegina lebte wahrscheinlich um die Mitte des 7. Jahrhunderts. Von seinen Schriften sind nur die „*Ἐπιτομῆς (ἰατρικῆς) βιβλία ἕπτα*“, der „Auszug aus der Medizin in 7 Büchern“ erhalten. Das wichtige 6. Buch über die Chirurgie ist von René Briau, Chirurgie de Paul d'Égine, Paris 1855, neu revidiert herausgegeben und ins Französische übersetzt.

2) von Domaszewski, Die Rangordnung d. r. H., l. c., S. 27, hält den römischen Truppenarzt für „einen bloßen Feldscher“. Guardia, Le service de santé des armés, l. c., p. 47, der überhaupt die Stellung der damaligen Aerzte sehr gering einschätzt, sagt: „Diese kleinen Aerzte, die den Armeen auf dem Marsche folgten, die in den Lagern unter Menschen niedrigster Gesinnung leben mußten, ihr Metier war es, auf Kosten der Soldaten (s. S. 58) zu leben und ihren gemeinen Instinkten für Raub und Erpressung zu folgen“.

3) S. Theodor Meyer, Geschichte des römischen Aerztestandes, l. c., S. 36—41 und 68—75. Ueber medizinischen Unterricht s. auch J. Bloch im Handbuch der Geschichte der Medizin. Jena 1902. S. 570 ff.

verschieden vor- und durchgebildete Aerzte beim Heere finden. In der Hauptstadt, in den großen Städten der Provinzen wird es ein Leichtes gewesen sein, eine genügende Anzahl vortrefflicher Aerzte für den Dienst im Heere zu gewinnen. Winkte ihnen doch daselbst die Gelegenheit, neben ihrer militärischen Tätigkeit noch ausgedehnte und eintragsreiche zivilärztliche Tätigkeit zu entfalten. Ganz anders war es natürlich bei den Truppenteilen der Fall, die an den fernen Grenzen des Reiches, entfernt von jeder Kultur, in unwirtlichen Gegenden ihre Standorte hatten. Diese werden oft nur mit Mühe das nötige Arztpersonal haben zusammenbringen können, werden in bezug auf Wissen und Können ihrer Aerzte die bescheidensten Ansprüche gemacht haben, zumal schon allein der wenig beneidenswerten Stellung der Aerzte im Heere wegen (s. S. 63) der Zudrang zu diesen Stellen nur ein sehr geringer gewesen sein kann.

F. Oströmische Militärärzte.

Mit dem sinkenden Ruhm Roms verfielen auch all die hervorragenden Einrichtungen, durch die sich der römische Staat durch viele Jahrhunderte stark und mächtig erhalten hatte. Am fühlbarsten machte sich der Verfall beim Heere bemerkbar. Die stolzen Legionen bestehen zum großen Teil aus Barbaren, sie zerfallen in viele Abteilungen, deren jede nicht stärker als 1000 Mann ist und die weniger zum Grenzschutz, als vielmehr im Innern der Provinzen zum Schutz der Souveräne dienen[1]). Zuletzt erwähnt werden Legionen in der notitia dignitatum[2]), seit Justinian ist der Name „Legion" verschwunden. Daß mit dem Verfall der Heereseinrichtungen auch der des Sanitätswesens im Heere eng verknüpft war, dürfte einleuchten. Seit der Mitte des dritten Jahrhunderts fehlen die steinernen Zeugen für das weitere Vorhandensein von Militärärzten im Heere. Ein Jahrhundert weiter berichtet uns Ammianus Marcellianus von der

1) Siehe Marquardt, r. Staatsverw. II². l. c. S. 609. Siehe auch die bezeichnende Stelle bei Vegetius, l. c. 2. 3: „Legionum nomen in exercitu permanet hodieque, sed per neglegentiam superiorum temporum robur infractum est". Siehe bei Marquardt, r. Staatsverw. II². l. c. S. 611: Die Teilung der Legionen in palatini und comitatenses (zum Schutz des Kaisers bestimmt und im Innern der Provinzen stationiert) und in limitanei und ripenses (wesentlich geringer an Zahl zum Schutz und zur Bebauung der Grenzländer) im 4. Jahrh. unter Constantin.

2) Conf. Notitia dignitatum Acc. notitia urbis Constantinopolitanae et laterculi provinciarum, ed. Otto Seek. Berolin. 1876. Dieselbe ist zwischen 395—407 entstanden. Der Militärärzte wird in derselben nicht Erwähnung getan. Die Zahl der in derselben aufgezählten Legionen beträgt 175.

mangelnden Fürsorge für die Verwundeten in einer Schlacht, die Julianus und Constans den Chioniten lieferten. Die bezeichnende Stelle, die sowohl auf einen großen Mangel, als auch auf eine recht dürftige Ausbildung der beim Heere vorhandenen Aerzte hindeutet, lautet[1]: „Medebatur ergo suis quisque vulneribus pro possibilitate vel curantium copia, cum quidam graviter saucii cruore exhausto spiritus reluctantes efflarent, alii confossi mucronibus prostrati in ora animis in ventum solutis projiciebantur extincti, aliquorum foratis undique membris mederi periti vetabant ne offensionibus cassis animae vexarentur afflictae, nonnulli vellendis sagittis in ancipiti curatione graviora morte supplicia perferebant". Ammianus erzählt uns auch[2]) von den „medicinae ministeriis", welche den verwundeten Kaiser Julianus (363 n. Chr.) im Lager verbanden, weiterhin lesen wir bei demselben Schriftsteller[3]), daß, als bei einem Blutsturz, den der Kaiser Valentinian im Jahre 325 n. Chr. an der Donau erlitt, ein Aderlaß[4]) notwendig wurde, kein Arzt aufzufinden war, weil der Kaiser alle seine Aerzte zu seinen Soldaten zwecks Behandlung

1) Ammianus Marcellinus, Rerum gestarum. lib. XIX. 215. ed. Teubner. I. S. 174. Die Uebersetzung dieser interessanten Schilderung lautet nach Frölich: „Ueber die Kriegschirurgie der alten Römer". l. c. S. 311: „Jede Partei sorgte für ihre Verwundeten soviel sie konnte und entsprechend der Zahl der Pfleger: einige Schwerverletzte hauchten infolge des Blutverlustes widerstrebend ihr Leben aus; andere, die, von Speeren durchbohrt, zu Boden gesunken waren, wurden als Leichen fortgeworfen; andere wieder waren so vielfach verletzt, daß die Erfahrenen für sie zu sorgen verboten, damit nicht die Schwerleidenden durch unnützes Anfassen gequält wurden; manche duldeten auch durch das Ausziehen der Geschosse, bei unsicherer Aussicht auf Herstellung, Leiden, größer als der Tod."

2) Ammianus Marcellinus, l. c. XXV. 3. 7. ed. Teubner. S. 36. Nach Philostorgius, Histor. eccles, VII, 15, zit. nach Neuburger-Pagel, Handbuch der Geschichte der Medizin, Bd. I, S. 515, leistete der berühmte Arzt Oribasius dem Julianus in dieser Schlacht ärztlichen Beistand.

3) Ammianus Marcellinus, l. c. XXX. 6. 4. ed. Teubner. II. S. 220; siehe auch S. 18.

4) Der Aderlaß wurde in Rom seit alters her auch bei Soldaten als Strafe ausgeführt. Siehe A. Gellius, Noctes Atticae. lib. X. cap. 8: „Fuit haec quoque antiquitus militaris animadversio, jubere ignominiae causa militi venam solvi et sanguinem dimitti". A. Gellius lebte um 130 n. Chr. Drei Jahrhunderte später schreibt der Franke Uribald, der etwa um 440 n. Chr. seine Memoiren niederschrieb, in dem Kapitel über die militärischen Strafen der Römer: „Unter die körperlichen Strafen ist auch der Aderlaß zu rechnen, eine seltsame Behandlung, die wir persönlich mit angesehen haben. Er besteht darin, daß die Vene des Verbrechers geöffnet wird und ihm einige Löffel Blut abgezogen werden, wie man das bei bettlägrigen Kranken zu tun pflegt." Näheres bei Courtade, „La saignée infligée comme punition militaire chez les Romains". Bulletin de la société française d'Histoire de la médecine. Paris 1904. p. 348—349.

der unter ihnen grassierenden Pest fortgeschickt hatte. Als aber einer endlich gefunden wurde, konnte er keinen Tropfen Blut trotz mehrfacher Versuche abzapfen („nullus inveniri potuit medicus hanc ob causam, quod eos per varia sparserat, curaturos militem pestilentiae morbo temptatum, unus tamen repertus, venam ejus iterum saepiusque pungendo ne guttam quidem cruoris elicere potuit"). Nach dieser Stelle muß es außerordentlich wenig Aerzte beim Heere selbst gegeben haben, wenn der Kaiser sich seiner eigenen Aerzte beraubt, um seinen Soldaten zu helfen.

Während mit dem Untergang des weströmischen Reiches auch sämtliche altrömischen Heereseinrichtungen völlig verschwinden, sehen wir in Ostrom, in Byzanz nach einer Periode des Niedergangs wieder eine feste Heeresorganisation durchgeführt, die es ermöglichte, trotz der geringeren Anzahl und der schlechteren Ausrüstung des Fußvolkes, Herr über die zahlreichen Barbarenhorden zu werden. Die ruhmvollste Zeit in kriegerischer Hinsicht ist die der Regierung des Kaisers Justinian, sie wird mit Recht als „das Abendrot des römischen Kriegsruhms"[1]) gepriesen. Aus dieser Zeit sind uns auch wieder durch Procop, den tüchtigen Unterfeldherrn Belisars und gleichzeitig hervorragenden militärischen Schriftsteller, die Namen von Militärärzten überliefert. Jener erwähnt die Verwundung einer Reihe von bewährten Kriegern und schildert dann die Hilfeleistung durch die Militärärzte, wie folgt[2]): „Als die Aerzte den Pfeil aus dem Gesicht des Arzes ziehen wollten, zögerten sie eine Zeit lang nicht nur aus Besorgnis für die Erhaltung des Auges, das sie nicht mehr retten zu können glaubten, sondern weil sie glaubten, bei Durchstoßung der vielen Gewebe und Sehnen dem edelsten Mann aus Belisars Umgebung den Untergang zu bereiten. Da drückte ihn einer der Aerzte („τῶν τις ἰατρῶν"), Theoctistus mit Namen, in den Nacken und frug, ob das den Mann schmerze. Als Arzes nun erwiderte, es täte weh, rief jener: „So wirst Du gerettet und dein Augenlicht behalten." Darauf schnitt er den hervorragenden Teil des Pfeils dicht über der Haut ab, schnitt dann auf die schmerzhafteste Stelle ein und entfernte ohne Mühe die dreieckige Spitze, welcher der Rest des Pfeiles folgte. So wurde Arzes gerettet und behielt sein Auge." Weniger gut ging es, wie Procop weiter be-

1) Siehe Jähns, Geschichte der Kriegswissenschaften. I. Abt. München u. Leipzig. 1889. S. 143.

2) Procopius, De Bello Gothico, ed. Teubner. II. 2. S. 157—158. Der Verwundetenfürsorge der Gothen wird auch an vielen Stellen gedacht, ein Arzt aber bei ihnen nie erwähnt. S. ibid. I. 23, III. 24, IV. 32 u. a. a. O.

richtet, zwei anderen Schwerverletzten. Der eine, Cutilas, den ein Speer mitten in den Kopf getroffen hatte, verlor, als das sehr fest sitzende Geschoß herausgezogen wurde, die Besinnung und starb bald darauf an Hirnhautentzündung. Bochas aber starb nach 3 Tagen infolge des starken Blutverlustes.

Ueber die von dem Kaiser Maurikios (582—602) in seinem Buch[1]) „Στρατηγικὸν“ beschriebene Heeresgliederung, die anstelle der römischen getreten war, wurde bereits S. 21, Anm. 2 gesprochen. Wir haben ferner ebenda das Buch des Kaisers Leo, die Tactica, erwähnt (s. auch S. 15, Anm. 2), welches mit Recht von Krummacher[2]) als das wertvollste kriegswissenschaftliche Buch der byzantinischen Zeit gekennzeichnet wird, in dem der Militärärzte vielfach Erwähnung getan wird. Sie gehören zu den ἄμαχοι und sind in jedem τάγμα oder βάνδον vertreten, das haben wir oben erfahren. Wir lesen aber ferner im Epilog der genannten Schrift, in dem er die zum Heile des Heeres durchaus notwendigen Künste und die, welche diese Künste ausüben, aufzählt, daß er die Heilkunst und die diese ausübenden Männer, die Aerzte zum Wohle des Heeres für unbedingt nötig hält. Gleichzeitig gibt er uns in dieser Stelle ein hochinteressantes Bild von der ärztlichen Tätigkeit im Heere, das uns ein beredter Beweis dafür ist, daß zu damaliger Zeit und lange vorher, denn, wie wir oben sahen[3]), ist das Werk Leos zum großen Teil den verloren gegangenen Schriften von Schriftstellern des Altertums entlehnt, die Kunst des Arztes eine vielseitige und als notwendig anerkannte war. Die bedeutungsvolle Stelle lautet[4]): „Die

1) Lingenthal, Wissenschaft und Recht für das Heer vom 6. bis zum Anfang des 10. Jahrhunderts, Byz. Zeitschr., Bd. III., S. 455 ff. hält für den Verfasser des Στρατηγικὸν den Rufus, der in den leges militares als Verfasser eines strategischen Buches zitiert wird.

2) Krummacher, Geschichte der byzantinischen Literatur. Handb. d. klass. Altertumswissenschaft. Bd. 91. München 1897. S. 636.

3) S. 15 Anm. 2.

4) Leon imp. Tactica, l. c. Epilog 103, § 63. S. 430. In dem Στρατηγικὸν des Maurikios sowohl, als auch in den Tactica Leos und schließlich im Βίβλιον τακτικὸν des Kaisers Constantin VII. Porphyrogeneta sind als weitere Helfer für die Verwundetenfürsorge Krankenträger (deputati) erwähnt. Näheres über diese interessante Einrichtung mit Quellenangabe s. Frölich, Ueber die Kriegschirurgie der alten Römer. l. c. S. 313—314. Weitgehende Fürsorge für die Verwundeten wird überhaupt von Leo dem Feldherrn ans Herz gelegt. S. S. 381, 414: „Sorge soviel wie möglich für die Verwundeten, denn wenn du sie vernachlässigst, so machst du die Soldaten feige und furchtsam vor der Schlacht und das nicht allein, sondern du wirst auch die Leute, die du durch sorgfältige Pflege erhalten konntest, durch deine Nachlässigkeit verlieren!“ u. a. a. O.

Heilkunde muß sich befassen mit den Wunden, welche durch Steine, Geschosse oder andere Gegenstände derselben Beschaffenheit verursacht werden: sie heilt die Krankheiten, welche durch Kälte und Hitze, durch ungesunde Gegenden, durch verdorbene Luft, durch ungenügende Fürsorge für den Körper, durch schlechte Ernährung, durch unreife Früchte, durch schlechtes Wasser, sowie durch andere ähnliche der Gesundheit schädliche Stoffe und durch Erschöpfung entstehen; — sie alle heilt die ärztliche Kunst".

Diese Zeilen, in denen der kaiserliche Schriftsteller uns noch einmal ein beredtes Zeugnis dafür ablegt, für wie wichtig die Person des Arztes beim Heere gehalten wurde, und wie hoch seine Leistungen eingeschätzt wurden, bilden den letzten und schönsten Merkstein in der Geschichte der Militärärzte des Altertums und des frühen Mittelalters. Mit ihnen müssen wir unsere Betrachtungen abschließen. Viele Jahrhunderte hindurch vernehmen wir überhaupt kein Wort von Aerzten, welche die Heere begleiten. Zustände, wie wir sie aus der Anfangszeit der römischen Republik geschildert haben, traten wieder anstelle des geordneten Heeressanitätswesens. Erst ganz allmählich begannen dann wieder einzelne Aerzte die Heere zu begleiten, aber wir müssen bis in die Neuzeit vordringen, ehe wir feststellen können, daß der Arzt wieder dem Heere als integrierender Bestandteil eingefügt wird, wie einst im alten Rom.

Beilage 1.

Verzeichnis der bekannten römischen Militärärzte nach Truppenteilen geordnet.

Medici legionis.

Laufende Nr.	Name der Legion	Name des Arztes	Nr. in der Arbeit	Besondere Bezeichnung
1.	legio I. Minervia p. f.	M. Sabinianus Quietus	2	med. miles
2.	legio I. adjutrix	Aemilius Deciminus	5	med. ordinarius
3.	legio II. adjutrix	Aulus Numisius	S. 18	
4.	legio II. Italica	L. Caelius Arrianus	14	
5.	legio II. Trajana fortis	Asclepiades	23	
6.	legio III. Augusta	C. Papirius Aelianus	8	med. ordinarius
7.	desgl.	P. Calventius Germanus	18	
8.	desgl.	T. Flavius Italus	19	
9.	desgl.	T. Flavius Onesiphorus	20	
10.	desgl.	M. Claudianus	21	
11.	legio III. Italica	Ulpius Lucilianus	6	med. ordinarius
12.	desgl.	? ?	7	med. ordinarius
13.	legio IV. Flavia	? ?	16	
14.	legio IV. Macedonica	Antonius Valens	15	
15.	legio VI. ferrata	Kallimorphus	S. 13	med. hastatorum
16.	legio VII. Claudia	M. Valerius Longinus	12	
17.	legio VIII. Augusta	Marcellanus	13	
18.	legio X. Augusta (?)	Fabius Atilinanus	26	gefälscht
19.	legio XI. Claudia p. f.	Aurelius Artemo	1	
20.	desgl.	Satrius Rufus	4	miles
21.	legio XV. Apollinaris	? ?	24	
22.	legio XXI. Claudia	Ti. Claudius Hymnus	10	
23.	legio XXII. Dejotariana	Aufidius Clemens	22	
24.	legio XXII. primigenia p. f.	T. Aurelius Numerius	3	med. miles
25a.	desgl.	? ?	9	med. ordinarius (?)
25b.	legio XXX. Ulpia victrix	Derselbe	9	
26.	legio Pannicarum	Claudius Corvus	25	med. ocul. gefälscht
27.	? ?	Marcus Marcellus	11	med. sub curagente evocato
28.	? ?	C. Nundinius Optervius	17	

Die medici der Truppen der Hauptstadt.

Medici cohortis praetoriae.

Laufende Nr.	Name des Truppenteils	Name des Arztes	Nr. in der Arbeit	Besondere Bezeichnung
29.	cohors IV. praetoria	Ti. Claudius Julianus	27	med. clinicus
30.	cohors V. praetoria	Sex. Titius Alexander	28	
31.	desgl.	L. Vibius Rufus	29	
32.	cohors VI. praetoria	Sex. Titius	31	gefälscht
33.	cohors ? praetoria	? ?	30	

Medici cohortis urbanae.

Laufende Nr.	Name des Truppenteils	Name des Arztes	Nr. in der Arbeit	Besondere Bezeichnung
34.	cohors XIII. urbana	Bononius Gordus	32	med. castrensis

Medici equitum singularium.

Laufende Nr.	Name des Truppenteils	Name des Arztes	Nr. in der Arbeit	Besondere Bezeichnung
35.	—	Q. Marcius Artemidorus	33	med. castrorum
36.	—	L. Julius Helix	34	

Medici scutariorum.

Laufende Nr.	Name des Truppenteils	Name des Arztes	Nr. in der Arbeit	Besondere Bezeichnung
37.	—	Dorus	S. 18	exmedicus

Medici cohortis vigilum.

Laufende Nr.	Name des Truppenteils	Name des Arztes	Nr. in der Arbeit	Besondere Bezeichnung
38.	cohors II. vigilum	Claudius Thamyras	35	
39.	desgl.	Flavius Panfiles		
40.	desgl.	Julius Epaphroditus		
41.	desgl.	Aurelius Hegumenus		
42.	cohors V. vigilum	C. Runnius Hilaris	36	
43.	desgl.	C. Julius Hermes		
44.	desgl.	Q. Fabius Pollux		
45.	desgl.	S. Lutatius Ecarpus		

Die medici der Auxilia.

Medici cohortis civium Romanorum.

Laufende Nr.	Name des Truppenteils	Name des Arztes	Nr. in der Arbeit	Besondere Bezeichnung
46.	cohors XXXII. vol. c. R.	M. Mucius Hegetor	37	

Medici cohortis auxiliaris.

Laufende Nr.	Name des Truppenteils	Name des Arztes	Nr. in der Arbeit	Besondere Bezeichnung
47.	cohors I. Tungrorum	Anicius Ingenuus	38	med. ordinarius
48.	cohors II. Aurelia Dardanorum	T. Aelius Martialis	41	
49.	cohors IV. Aquitanorum equ. c. R.	M. Rubrius Zosimus	39	
50.	cohors IV. Vindelicorum	L. Fabius Anthimus	40	
51.	? ?	Heliodorus	42	
52.	? ?	Q. Erucius Victor	43	

Medici alae equitum.

Laufende Nr.	Name des Truppenteils	Name des Arztes	Nr. in der Arbeit	Besondere Bezeichnung
53a.	ala Gallorum Indiana	M. Ulpius Sporus	44	med. salariarius civ. Ferentinens.
53b.	ala tertia Astorum	Derselbe	44	
54.	ala Vettonum	M. Aurelius Habrocomas	45	
55.	? ?	? ?	46	

Die Marinemilitärärzte.

Medici classis praetoriae Misenensis.

Laufende Nr.	Name des Schiffes bzw. der Flotte	Name des Arztes	Nr. in der Arbeit	Besondere Bezeichnung
56.	Trieris Cupido	M. Satrius Longinus	52	med. duplicarius
57.	Trieris Fides	L. Lollius Valens (?)	48	manipularis (?)
58.	Trieris Tigris	C. Octavius Fronto	53	med. duplicarius
59.	classis pr. Misen.	C. Acilius Bassus	50	desgl.
60.	desgl.	T. Flavius Euprepetes	51	desgl.
61.	desgl.	M. Julius Casulinus	54	desgl.
62.	desgl.	M. Julius Capitolinus	55	desgl.
	Medici classis praetoriae Ravennatis.			
63.	class. pr. Ravennatis	Sextus Arrius Romanus	56	med. duplicar.
	Medici classis Britannicae.			
64.	class. Britannica	Axius	S. 14	
	Medici classis Graecae.			
65.	tetreris *Κωίων*	. . . . nus, Theogeni fil.	47	
	Medici classis incertae.			
66.	? ?	C. Acilius Bassus	49	med. duplicarius

Römische Militärärzte ohne Truppenangabe.

67. Antigonus S. 14
68. Archigenes „ 38
69. Dioscurides „ 16
70. Theoctistus „ 69
71. Turbo „ 57

Beilage 2.

Die Standorte der Militärärzte.

Es dürfte eines gewissen Interesses nicht entbehren, hier zusammenzustellen, wo überhaupt Inschriften, die von Militärärzten des alten Roms handeln, gefunden wurden, wo also die Standorte der uns bekannten Militärärzte liegen. Sie sind in nachfolgendem Verzeichnis alphabetisch den Ländern nach geordnet aufgeführt. An erster Stelle steht der im Altertum gebräuchliche Name, soweit derselbe heut noch festgestellt werden kann, dann folgt der heute übliche Ortsname, schließlich die Nummern der in vorliegender Arbeit erwähnten Inschriften, die an den betreffenden Orten gefunden wurden. Die meisten Inschriften stammen natürlich aus Europa, drum sei mit diesen begonnen:

Europa.

Bulgarien.

„Kutlovica" = Ferdinandowo (Nr. 1).

Deutschland.

„Frakelfing" bei Saarburg (Nr. 13).
„Groß Krotzenburg a. Main" (Nr. 40).
„Iversheim/Eifel" (Nr. 2).
Mogontiacum = Mainz (Nr. 15, 42).
„Obernburg a. Main" (Nr. 39).
Castra Regina = Regensburg (Nr. 6, 7).

England.

Borcovicium = Housesteads (Nr. 38).
Vinovia = Binchester (Nr. 45).

Frankreich.

Lugdunum = Lyon (Nr. 32).

Holland.

Forum Hadriani = Voorburg (Nr. 5).

Italien.

Bajae (Nr. 52).
Brixia = Brescia (Nr. 14).
Lanuvium = Civita Lavinia (Nr. 9).
Misenum a. Golf v. Neapel (Nr. 50, 53, 54).
Neapolis = Neapel (Nr. 48).
Ostia = Ostia (Nr. 39).
Ravenna = Ravenna (Nr. 56).
Roma = Rom (Nr. 27, 28, 29, 30, 31, 33, 34, 35, 36, 51).
Ager Viterbiensis = Viterbo (Nr. 44).

Oesterreich-Ungarn.

Kroatien.

Mons Sisak (?) (Nr. 25).
Siscia = Sziszek (Nr. 37).

Ungarn.

Adiaum = Totis, Környe (?) (Nr. 5).
Aquincum = O-Buda (Nr. 3, 11, 16, 17).
Burnum = Kistanye (Nr. 4).

Rumänien.

Drobeta = Turn Severinu (Nr. 12).
„Hirschova" = Hirsova (Nr. 43).

Schweiz.

Vindonissa = Gebisdorf bei Windisch (Nr. 10).

Serbien.

Timacum minus = Ravna (Nr. 41).

Asien.

Kleinasien.

Trapezunt (Nr. 24).

Afrika.

Aegypten.

Hammamat vallis inter Kopten et Album portum = Kosseir (Nr. 46).
Pselchis = Dakkeh (Nr. 22).
Talmi = Kalapesch (S. 48 Anm. 6).

Algier.

Lambaesis = Lambèse (Nr. 8, 18, 19, 20, 21).

Beilage 3.

Verzeichnis der Literatur über die römischen Militärärzte.

1. Auburtin, Du service médicale dans les armées de l'antiquité. Revue des médecins des armées. 1865. Dezembernummer.
2. Banks, W. Mitchell, The surgeon of old in war. a. Military surgeons in the Roman Army. Rede bei der Jahresversammlung der Br. M. A. in Montreal. Brit. med. Journ. 1897. II. p. 581—582. Lancet. Sept. 4. p. 589—591. (Stark gekürzt.)
3. Barnes, H., On Roman Medicine and Roman Medical Practitioners. Cumberland and Westmorland Antiquarian and Archaeological Societys. Transactions New Serie I. 1901. p. 60ff. Referiert im New York med. Journ. vom 14.3.1903. p. 487 unter: Ancient Roman Army Surgeons.
4. Le-Beau, Dix-huitième mémoire sur la légion romaine. Des diverses sortes de personnes attachées au service de la légion in „Mémoires de littérature tirés des registres de l'académie royale des inscriptions et belles lettres." Tome XXXVII. Paris 1774. p. 236—239.
5. Bernier, Essais de médecine. I. partie. Paris 1689.
6. Briau, René, Du service de santé militaire chez les Romains. Paris 1866. 96 Ss.
7. Brunner, Konrad, Die Spuren der römischen Aerzte auf dem Boden der Schweiz. Zürich 1894. 66 Ss., 4 Tafeln.
8. Bloch, Iwan, Militärärzte und Militärmedizinalwesen. Handbuch d. Geschichte der Medizin von Neuburger-Pagel. Jena 1902. Bd. I. S. 586—587.
9. Derselbe, Schiffsärzte in Byzantinischer Zeit. Janus 1902. S. 15—16.
10. Corlieu, A., La médecine militaire dans l'antiquité. Revue scientifique. 1892. Nr. 18 vom 29. 10. 1892.
11. Demmler, A., Du service de santé dans les armées grecques et romaines. Progrès 1903. Nr. 25. p. 441. France médicale. 1903. p. 236. (Uebersetzung des Aufsatzes von Marcuse, s. u.).
12. v. Domaszewski, Die Rangordnung des römischen Heeres. Bonner Jahrbücher. 117. Bonn 1908. 278 Ss.
13. Droysen, H., Das Militärmedizinalwesen der römischen Kaiserzeit. Deutsche militärärztl. Zeitschr. 1874. Bd. 3. H. 1. S. 38—42.
14. Eckert, Die Humanität im Kriege und Entwurf einer Geschichte der Kriegsheilkunde. Triest 1874.
15. Frölich, Geschichtliches der Militärmedizin. Militärärztliche Zeitschr. (Wien. med. Presse). 1873. Nr. 1. S. 6—7.

16. Frölich, Geschichtliches der Militärmedizinalverfassung in Eulenburgs Vierteljahrsschrift für gerichtliche Medizin. Neue Folge. Bd. 20. 1874. S. 89—93.

17. Derselbe, Die Chirurgie im römischen Heere. Wittelsh. 1880.

18. Derselbe, Ueber die Kriegschirurgie der alten Römer. Langenbecks Archiv f. klin. Chirurgie. Bd. 25. 1880. S. 285—321.

19. Gaupp, W., Das Sanitätswesen in den Heeren der Alten. Nachrichten über das ev.-theol. Seminar in Blaubeuren. 1869. 28 Ss.

20. Goell, H., Kulturbilder aus Hellas und Rom. 1867. Bd. III. S. 216ff.

21. Guardia, J. M., Le service de santé des armées dans l'antiquité. Revue scientifique et administrative des médecins des armées de terre et de mer. Tome 9. 1870—1879. Paris 1879. p. 1—54. Auch im Temps. Decemb. 1870.

22. Gurlt, E., Geschichte der Chirurgie und ihrer Ausübung. Berlin 1898. Bd. I. S. 322—324.

23. Häser, Lehrbuch der Geschichte der Medizin. 3. Bearbeitung. Bd. I. Jena 1875. S. 418ff.

24. Hecker, J. F. K., Geschichte der Heilkunde. Bd. II. Berlin 1829. § 55. „Feldärzte im Altertum". S. 274—290.

25. Henrici, Joh. Christian u. a., Disceptata quaestio, quibus modis militibus in pugna vulneratis succurrerint Romani. Comm. I von Prof. J. Chr. Henrici, Vitebergae 1804; Comm. II von Prof. J. G. Leonhardi und E. F. Pfotenhauer, Viteb. 1807; Comm. III und IV von denselben, Viteb. 1807; Comm. V von Prof. J. F. Schleusner, Viteb. 1808; (Comm. VI und VII sind nicht erschienen); Comm. VIII von Prof. Karl Klien, Viteb. 1809; Comm. IX von Prof. C. E. Kletten, Viteb. 1809.

26. Knorr, Entwickelung und Gestaltung des Heeressanitätswesens der europäischen Staaten. Hannover 1883. S. 25—40.

27. Köhler, A., Grundriß der Geschichte der Kriegschirurgie. Berlin 1901. S. 13—19.

28. Koenen, C., Zur römischen Heilkunde am Niederrhein. Festschrift d. 70. Versammlung der deutschen Naturforscher und Aerzte. Düsseldorf 1898. Teil 2. S. 3—5.

29. Kühn, Carolus Gottlob, De medicinae militaris apud veteres Graecos Romanosque conditione. Programm I–VI, X und XI (VII—IX sind nicht erschienen). Lipsiae 1824—1827.

30. *Κυρίακος*, *Πραγματεία περὶ στρατιωτικῶν ἰατρῶν παρὰ τοῖς ἀρχαίοις*. s. l. n. d. in 8. Seitenzahlen 277—292. — Derselbe, Essai sur les médecins militaires dans l'antiquité. Paris médical. 1883. p. 253 u. 265.

31. Liebl, H., Zum Sanitätswesen im römischen Heere. Wiener Studien. 1902. Bd. 24. S. 381—385.

32. Marcuse, S., Das Sanitätswesen in den Heeren des Altertums. Das rote Kreuz. Berlin 1899. Nr. 16 u. 17.

33. Derselbe, Das Sanitätswesen in den Heeren der Alten. Der Militärarzt. 1901. Nr. 21, 22. S. 169ff. und Nr. 23, 24. S. 186ff.; — Dasselbe, Münch. med. Wochenschr. 1899. Nr. 14.

34. Marquardt, J., Römische Staatsverwaltung. (5. Band des Handbuchs der römischen Altertümer von Marquardt-Mommsen.) II. Bd. 2. Aufl. Leipzig 1884. S. 554—557.

35. Mayr, H., Die Feldärzte im römischen Heere. Militärarzt. 1882. Nr. 6.

36. Mollière, H., Le service de santé militaire chez les Grecs et les Romains. Lyon médic. 1888. XX. année. Tome 58. Nr. 29. p. 402 und Nr. 30. p. 441ff.

37. Pascal, J. J., Discours sur l'histoire de la médecine militaire. Paris 1835. 43 pp.
38. Percy et Willaume, Les anciens avaient-ils des établissements publics en faveur des indigens .... et des militaires blessés et s'ils n'en avaient rien, qu'est ce qui en tenait lieu? Paris 1813 im Mémoire couronné par la société des sciences, belles lettres et arts de Macon en 1812. Sect. IV. p. 62 ff.
39. Reinach, S., Der Artikel: Médecins publics militaires im Dictionnaire des Antiquités grecques et romaines. Tome III. II. partie. Paris 1904. p. 1687—1689.
40. Schmidt-Ernsthausen, Studien über das Feldsanitätswesen. Berlin 1873. S. 10—14.
41. Schmiedt, M., Das Militärsanitätswesen der Alten. Allgem. militärärztl. Zeitung. 1866. VII. Jahrg. S. 285, 294, 299, 309, 329, 331 und 338.
42. Simpson, J. V., Was the Roman army provided with medical officers? Edinburg 1851. 18 pp. 1 Tafel. 2. Aufl. 1856. 30 pp. Wieder gedruckt in den Archaeological Essays. Vol. II. Edinburg 1872. p. 197—227. Uebersetzt von Dr. C. A. Buttura, Des médecins attachés aux armées romaines. Paris 1857 in der Gazette médicale de Paris. Nr. 12, 16 und 18.
43. Vergers, Noël de, Essai sur Marc Aurel d'après les monuments épigraphiques. Paris 1860. p. 69 Anm.
44. Wauthoz, H. A., Les ambulances et les ambulanciers à travers les siècles. Histoire des blessés militaires chez tous les peuples. Bruxelles 1906. p. 32—54.
45. Zander, C. L. E., Das Medizinalwesen der Römer, insonderheit bei ihren Heeren. (Andeutungen zur Geschichte des Römischen Kriegswesens. VII. Fortsetzung. Programm der Lauenburgischen Gelehrtenschule.) Ratzeburg 1866.
46. Zimmermann, De militis curatione apud veteres. Dissertation. Berlin 1834.
47. Medical men in the Armies of the Ancients. Lancet. 1905. II. p. 231.

Druck von L. Schumacher in Berlin N. 24.

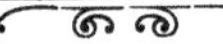

Druck von L. Schumacher in Berlin N. 24.